国家级实验教学
基础医学实验教学

局部解剖学实习指导

主　编　王双燕

副主编　谷　方

编　委（按姓氏汉语拼音排序）

　　　　陈忠恒　谷　方　金利新　单　涛

　　　　沈若武　王双燕　王晓俭　夏玉军

科学出版社

北　京

内 容 简 介

本书为实验教学指导训练教材，内容系统、全面、操作性强。在教学大纲的指导下，本书按实际操作性分为二十四章，列出了学习目的与要求、层次解剖操作及复习思考题。从而可以在实验课上辅助学生，理论与实际操作结合，基础与临床融合，更好地学好局部解剖学。

本书供高等医药院校临床专业五年制及八年制学生参考使用。

图书在版编目（CIP）数据

局部解剖学实习操作 / 王双燕主编 . —北京：科学出版社，2021.4
国家级实验教学示范中心·基础医学实验教学系列教材
ISBN 978-7-03-068077-8

Ⅰ.①局… Ⅱ.①王… Ⅲ.①局部解剖学－医学院校－教材 Ⅳ.① R323

中国版本图书馆 CIP 数据核字（2021）第 028806 号

责任编辑：王锞韫　胡治国 / 责任校对：何艳萍
责任印制：李　彤 / 封面设计：陈　敬

科学出版社出版
北京东黄城根北街16号
邮政编码：100717
http://www.sciencep.com

北京凌奇印刷有限责任公司印刷
科学出版社发行　各地新华书店经销
*

2021 年 4 月第 一 版　开本：787×1092　1/16
2021 年 4 月第一次印刷　印张：6 1/2
字数：155 000

定价：**32.00 元**
（如有印装质量问题，我社负责调换）

前　言

　　局部解剖学是一门实践性和应用性都很强的医学课程，属于基础医学与临床医学之间的"桥梁课"。局部解剖学是按照人体的局部分区，研究各区域内器官和结构的形态、位置、毗邻和层次关系的科学。在系统解剖学知识的基础上，以尸体解剖操作为主，重点进行人体各局部结构的层次和重要器官的毗邻关系的形态学习。据此，我们编写了本书，以进一步辅助学生理论与实际操作结合，基础与临床融合，学好局部解剖学，为临床课程的学习打下坚实基础。

　　学生在实验课时，应利用本教材进行标本观察或解剖操作。要做到教材、图谱与标本相结合，从学习正确使用解剖器械到修洁每一条神经和血管。熟悉人体的形态结构是诊断和治疗疾病的基础，"百闻不如一见"，"看到"是熟悉的先导，只有亲眼看到的东西才能有深刻的理解，才能对人体结构形成一个三维立体的概念。

　　本书所设计的实地解剖步骤，能够比较完好地保留各结构之间的正常关系，使解剖后的尸体能够重复使用。同时在做完尸体解剖后，还可将各个部分的结构重新复位，以便进行全面复习。

　　《局部解剖学实习操作》是在使用中不断完善的。望读者提出宝贵意见，以供再版参考。

编　者

2020年1月

目　　录

第一章 绪 论

一、关于人体结构的基本概念

人体可分为头部、颈部、躯干（包括胸部、腹部、盆部与会阴）及四肢（包括上肢和下肢）等若干局部。

头与躯干的基本结构大致相同，均由皮肤、浅筋膜、深筋膜、肌、骨骼等按层次共同构成腔壁，围成腔或管，容纳并保护中枢神经、感觉器官、内脏器官等；四肢的结构，以骨骼为支架，肌肉跨越关节附着于骨骼，深筋膜包裹着肌肉，浅筋膜衬贴于皮下。

全身各局部、各器官均有血管、神经分布，四肢的血管、神经多行于关节的屈侧。

现将与标本解剖操作有关的人体基本结构的特点说明如下：

（一）皮肤

人体各部皮肤的厚薄不一致，一般规律是腹侧（屈侧）薄而背侧（伸侧）厚。但在手掌和足底则恰好相反，在做皮肤切口时注意体会这一特点。

（二）浅筋膜

浅筋膜也称皮下组织，配布全身。在不同部位厚薄差异很大，除眼睑、乳头及男性外生殖器等处的筋膜不含脂肪外，其余各部都含有或多或少的脂肪。

浅筋膜内有皮神经和浅血管，皮神经和浅血管通常在浅筋膜和深筋膜交界处伴行浅出。

头颈、腋窝及腹股沟等部位的浅筋膜内有淋巴结存在。

（三）深筋膜

深筋膜位于浅筋膜深面，又称固有筋膜，为包裹着肌肉的纤维结缔组织膜，各部厚薄不一，可穿插在肌之间形成肌间隔、包裹肌形成肌鞘、包裹神经血管形成神经血管鞘、增厚形成支持带以及形成筋膜间隙等。其中血管神经干沿筋膜间隙走行。

（四）肌

肌由肌腹和肌腱构成，肌腹红褐色，由肌束组成。肌束的粗细和排列方向随肌的形态而有所不同。

阔肌的起止部移行于腱膜，长肌的起止部移行于腱。

每块肌都各有自己的神经和血管，其出、入肌的部位称神经血管门。

（五）脉管

1. 动脉和静脉

（1）动脉呈圆管状，壁厚而有弹性，管内空虚，无凝血块；静脉壁较薄、弹性差，外形略扁，腔内往往有凝血块。

（2）静脉属支多，吻合多。浅静脉多单独行走，深静脉常与动脉伴行，与中、小型动脉伴行的静脉常有两条，分别位于动脉的两侧。

2. 淋巴管和淋巴结

（1）淋巴管与静脉很相似，深筋膜浅面者为浅淋巴管，伴浅静脉走行；深筋膜深面者为深淋巴管，伴深部的血管神经束走行。淋巴管都比较细小，不易辨认和解剖，故不需解剖分离。

（2）淋巴结为圆形或椭圆形小体，呈灰红色，常聚集成群，因是实质性结构，故较坚硬可触及。

（六）神经

神经呈白色条索状，除皮神经外，常与血管伴行并被结缔组织包裹形成神经血管束，此结缔组织常称为鞘。

二、常用解剖器械的准备及使用

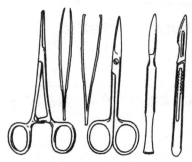

图1-1　常用解剖器械

学习局部解剖学，对标本解剖操作，首先要做的就是各种解剖器械的准备。为了保证高效果的解剖操作，每次操作结束后，必须把所有使用过的解剖器械擦拭干净、妥善保管、防止生锈等损坏。

常用的解剖器械包括手术刀、外科剪、手术镊、血管钳等（图1-1）。

（一）手术刀

手术刀由可装卸的刀片与刀柄两部分组成。刀柄和刀片分开存放，使用时安装在一起。刀刃用来切开皮肤、切断肌肉或其他软组织，刀尖用来修洁血管和神经，刀柄还可用做钝性分离。

1. 安装方法　用持针器夹持刀片背侧前端，将刀片豁口对准刀柄的槽缝，刀片向后，刀柄向前相互推进而将刀片安装在刀柄上。拆卸刀片时，可用持针器夹持刀片背侧后端，并稍向上方抬起，随即将刀片向前推动，使刀片脱离刀柄。

2. 持手术刀方法　见图1-2。

（1）执弓法：右手拇指伸直，中、环、小指弯曲，持刀于拇指指腹与中、环、小指之间，示指平伸压在刀背上，形如持小提琴的琴弓。

这种持刀法操作活动，主要利用肩、肘关节的运动延长切口，靠示指的压力调节刀口的深浅。

优点是用力均匀，适用于做皮肤切口。

（2）抓持法：与第一种方法基本相似，不过示指不是按压在刀背上，而置于拇指的对侧夹持刀柄。

这种方法的运刀力量较第一种方法小，但灵活性较大，一般用于做较长的组织切口。

（3）执笔法：用拇、示两指尖与中指末节的桡侧缘夹持刀柄，与执笔写字姿势相似，操作动作主要利用指间、掌指和腕关节轻巧灵活的运动。

这种方法用力准确细致，是用得最多的一种持刀方法。

（4）反挑法：持刀方法与执笔法相同，其不同之处是前者刀刃向下，后者刀刃向上。

此种方法主要用于小范围的皮肤、血管和神经等反方向的剥离和挑开，可避免损伤深部重要结构。

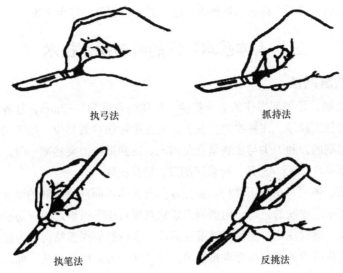

执弓法　　　　　　　　　　　　抓持法

执笔法　　　　　　　　　　　　反挑法

图1-2　持手术刀方法

（二）外科剪

用于分离组织或修洁血管神经，也可用来剪断坚韧的结构如肌腱、韧带，有直、弯、尖头、圆头、大、小之分，根据不同用途选用。

使用时剪刃不宜张开过大，分离组织时要将剪刃并在一起，以防刺伤组织。持剪方法是以拇指和环指各伸入剪柄的一个环内，中指放在剪环的前方，示指压在剪轴处，能起到稳定和定向作用。

（三）手术镊

手术镊主要用于夹持、提起组织，分有齿和无齿两种，有各种大小、长短型号。

有齿镊用于夹持较坚韧的组织，如皮肤、筋膜等，切不可用于夹持血管、神经和肌肉等容易损坏的组织结构。

无齿镊用于夹持较脆弱的组织，如血管、神经、黏膜等。

正确持镊法是以左手拇指及示指和中指分别握持镊的两柄，镊柄末端要外露，不可将镊柄握于手掌中。解剖操作时，一般右手持刀，左手持镊，也可以两手同时持解剖镊，分离血管和神经。使用解剖镊一般采用执笔式，动作要简练明快，切忌多余的动作，不可用力旋扭，以免镊齿对合不良。

（四）血管钳

血管钳主要用于分离、夹持组织。因血管钳挤压力量大，故严禁钳夹脏器及脆弱组织。血管钳结构之差异主要表现在钳端外形及齿槽床处，可分直、弯、直角、弧形等多种。

各种止血钳的持拿方法同持剪法。开放止血钳的方法是利用右手已套入钳环口的拇指与环指相对挤压，或将钳柄两个环放于手掌，拇指与其余手指向相反方向推动钳环即可开放该钳。

（五）其他器械

有些不常用的大型解剖器械放在实验准备室内，各组共用，如剪断肋骨的肋骨剪；解剖椎管用的椎管锯；修整骨断端的咬骨钳等。

每次解剖操作后，必须把解剖器械擦洗干净，并妥善保管，以免丢失。

三、人体基本结构的解剖操作技术

（一）皮肤解剖法

做切口剥离皮肤，是解剖操作的第一步骤。皮肤的厚度为1～2mm，且各部厚度不一，一般腹侧面较薄，背侧面较厚。在标本的皮肤上，先在拟做切口的部位，用刀尖的背划一线痕。再沿此线痕，将解剖的刀和刀尖与皮肤呈直角刺入。感到抵抗力突然减小时，提示刀尖已经抵达浅筋膜，便立即将刀刃倾斜45°角，持稳解剖刀，切开皮肤。

注意切皮要浅，不可损伤皮下结构。要注意体会人体不同部位皮肤的厚度和强度有很大差异。用有齿解剖镊牵起皮肤的一角，用解剖刀紧贴真皮与皮下组织之间，切断皮肤下的致密结缔组织，剥离皮肤，掀起皮片，使浅筋膜留在原位，准备解剖深面结构。为避免损伤皮肤深面的结构，切皮时应将持刀的手掌与标本相接触，用锋利的刀尖切开皮肤。如果不需仔细解剖皮下结构时，可将皮肤连同浅筋膜一并掀起，直接暴露深筋膜。

（二）浅筋膜解剖法

浅筋膜内的主要结构为皮神经、浅静脉和浅动脉，解剖浅筋膜主要是暴露并保留这些结构，同时清除脂肪及结缔组织。

皮神经先在浅筋膜的深处潜行，逐渐分支，变细浅出。可从皮神经穿出深筋膜处开始，沿其走向剖查，直至神经末梢。

浅静脉和浅动脉位于浅筋膜中，沿其经过部位，切开脂肪结缔组织，即可将其暴露。

某些部位的浅筋膜内有浅淋巴结分布。可用刀尖分开脂肪结缔组织，找到淋巴结后将其挑起。推开淋巴结周围的结缔组织，可见与淋巴结相连的输入与输出淋巴管。

多脂肪的浅筋膜最好用手钝性分离，也可用闭合钝镊或钝剪分离。

（三）分离、修洁肌

修出肌的边界。清理时应先使肌处于紧张状态，便于认清其边界（如使肘关节微屈以辨认肱二头肌），循肌束走行方向清除表面的结缔组织。

去除肌表面的结缔组织，观察肌的位置、形态、起止、肌纤维的方向、血管、神经的分布，并注意理解该肌的作用。有时为了观察深处的结构，需要将肌切断。此时应注意断端尽量整齐，营养和支配肌的血管和神经尽量保持完整。切断之前，应用手指或手术刀柄钝性分离肌之间的疏松结缔组织，以免将深处的结构破坏。

（四）分离解剖血管神经束

暴露并观察血管神经，认清它们起始、行径、分支和分布范围。解剖最好从粗的血管和神经开始，由粗到细，仔细剖查，直到进入器官为止。操作应该以钝性分离为主。先用刀尖沿血管和神经的走向，划开包绕它们的结缔组织。然后，用解剖镊提起血管或神经，沿其两侧，用刀尖的背面或解剖镊或解剖剪做钝性分离。

清除血管或神经周围无用的结构，也应该在直视下小心进行。

若静脉影响操作，可去除；去除较粗大的静脉，应事先分别做双重结扎，在结扎线之间剪断。

（五）浆膜腔探查法

在人体内，有胸膜腔和腹膜腔等形态各异、大小不同的易发生感染、积液或癌症转移扩散的浆膜腔。

探查浆膜腔的目的，是为了体会和了解其位置、形态、境界、毗邻和大小等。探查浆膜腔的主要方法，是切开浆膜的壁层以后，用手伸入浆膜腔，按一定的顺序仔细探查浆膜腔的各个部分，特别是壁层和脏层的各个部分及其相互移行和返折处。

如果遇到标本的浆膜腔内有明显粘连，可以用手指小心进行钝性分离以后再探查；如果遇到有的浆膜腔内液体较多，影响探查，应该将液体吸除后再进行探查。

（六）脏器的解剖法

解剖脏器的目的是暴露和观察脏器的形态、位置、毗邻和内部结构，探查其血管和神经的分布等。所以首先要原位暴露脏器，观察其位置、表面形态浆膜配布、毗连关系和体表投影，然后解剖暴露血管和神经，必要时切断血管、神经和功能管道等固定装置，整体取下脏器，进行观察解剖。

脏器分布于头、颈、胸、腹、盆各部。按结构可以分为中空型（腔型）脏器和实质型脏器两类。

实质型脏器多为分叶性结构，如肝、胰、脾、睾丸和肾等；也有卵巢等不是分叶性结构的脏器。实质型脏器的血管、神经和功能性管道，一般集中进出脏器，进出处称为"门"。

（七）骨性结构解剖法

骨组织比较坚硬，需要用肋骨剪剪断肋骨，用椎管锯打开椎管，用钢丝锯或弓形锯锯开颅骨，用咬骨钳咬断骨和修整骨的断端。

四、解剖操作的注意事项

1. 做好预习可以保证解剖操作正确顺利地进行。局部解剖学是在学习系统解剖学的基础上进行的，在每次解剖操作之前，必须认真阅读教材和参阅图谱，复习系统解剖学的知识，准备好必须使用的解剖器械，了解将要解剖的内容的重点、难点和大致的解剖顺序，做到心中有数。

2. 由浅入深，分清主次。解剖的原则是由浅入深，逐层解剖。解剖时要分清主要结构和次要结构，就神经血管来讲，其顺序为神经、动脉、静脉，在影响操作时，次要结构可切断或清除（参照各章具体要求）。解剖浅层时，要注意大的皮神经、浅血管的走行，刀尖必须沿皮神经和浅血管的走行方向进行解剖，不能与其垂直，以免将其切断；深部的血管神经一般走行于筋膜间隙或脏器周围的结缔组织内，特别是脏器"门"部位，应先用血管钳钝性分离扩大脏器间或肌群之间的筋膜间隙，看到部分血管神经后，再沿其走行追踪。有时根据操作的需要，必须切除妨碍操作的次要结构，如伴行静脉、淋巴结、结缔组织等。严谨的解剖操作是保证解剖质量和学好局部解剖学的必要前提，必须严格按照规定的解剖步骤和操作要求依次进行。既要解剖清楚，暴露充分，又不可盲目切割，任意行事。

3. 分工协作，一个标本分为左右两侧两组。每组同学不可能都同时进行操作，故应有明确的分工，但必须都有操作机会，在清除某结构时，全组同学都要看清楚。解剖完毕，要严格按实习指导要求进行检查、整理。最后，两组同学进行交流，互相讲解、介绍解剖的内容，以便掌握完整的解剖学知识。

4. 仔细观察辨认清楚解剖结构，是学习局部解剖学的根本目的。边解剖，边观察，注意辨认，理论联系实际进行思考。

5. 重视变异与畸形。在解剖尸体标本的过程中，会发现与教科书的文字描述或图谱显示不同的现象，也会遇到文字和图谱没有反映到的变异或畸形。变异是指人体的个体差异，出现率可高可低，往往对外观和功能影响不大；畸形是指异常的形态和结构，出现率相当低，往往对外观或功能有严重的影响。某些变异（如血管的起点、行径和分支类型）和畸形（如先天性心血管畸形），具有十分重要的临床意义。一旦发现变异和畸形，不要轻易放过。要报告老师，让更多的同学一起观察，开展讨论和学习，抓住每个不可多得的学习提高的机会。

6. 将每次操作视为一次只许成功、不能失败的手术，及时总结每章解剖过程的经验与教训。将对成为一名合格的医生颇有帮助。

7. 尊敬大体老师。尊敬、爱护标本主要表现为认真仔细地操作并从中得到最大的收益。同时，要精心保护标本，切勿因保管不善而使标本干燥或腐烂。

五、尸体标本的保存及保护

尸体标本是学习局部解剖学的必备条件。虽然有很多愿为发展祖国医学教育事业而自愿捐献遗体的人，但是远远不能满足医学教育的需求。这就要求医学生们在解剖操作过程中，十分珍惜尸体标本，努力掌握和探索人体结构知识。

解剖操作的标本是在死亡后，采用各种药品经股动脉或颈总动脉灌注，经防腐固定保存。防腐固定的药品在各医学院校虽然有所不同，但最基本最常用的都是福尔马林、石炭酸、酒精和甘油等。这些药品具有很强的杀菌灭菌作用，所以医学生在解剖操作过程中，通常不会因接触标本而感染。

解剖操作中，医学生要做到以下几点：

1. 在解剖课上，只打开需要解剖和观察的部分，其余部分仍然盖好。

2. 在解剖课后，将解剖出来的结构恢复原位，用浸有配好防腐药液的湿布妥善覆盖，防止标本干坏或霉变。将解剖清除下来的全部东西统一放到污物桶中，保持解剖台面和实验室整洁。

3. 定期喷洒水和防腐液，使标本保护新鲜、湿润。

4. 严格按解剖操作指导解剖标本，不准盲目切割、损坏标本和解剖器械。

六、实验室规则

1. 尊重人体标本，实验室保持安静、庄重、肃穆，切勿大声喧哗及打闹。

2. 禁止一切以标本为背景的照相、摄像；禁止将有关实验室设施的照片或视频上传网络。

第二章 脊柱区（背区）

一、目的与要求

1. 了解脊柱区的境界。

2. 理解脊柱区的骨性标志：枕外隆突、乳突、棘突、第7颈椎棘突、肩胛冈、肩胛骨下角、肩峰、骶管裂孔、骶角、髂嵴、髂后上棘。

3. 掌握脊柱区浅层肌（斜方肌、背阔肌、菱形肌）的层次安排及胸腰筋膜的结构特征。

4. 掌握腰上三角、腰下三角及听诊三角的境界、内容及临床意义。

5. 了解皮神经在脊柱区的节段性分布及熟悉副神经进入斜方肌的位置关系。

6. 自学脊柱区深层结构（脊柱、椎管及内容物）

二、概　　述

（一）境界与分区

脊柱区即背区，是指脊柱及其后方和两侧的软组织共同配布的区域。

1. 境界　其上界为枕外隆凸和上项线。两侧界为斜方肌前缘、三角肌后缘上份、腋后襞、腋后线、髂嵴后份、髂后上棘至尾骨尖的连线。

2. 分区　脊柱区可分为项区、胸背区、腰区和骶尾区。

（二）层次结构

在层次结构上，脊柱区由浅入深依次是皮肤、浅筋膜、深筋膜、肌层及血管、神经和脊柱、椎管及其内容物。

我们要学习和操作的是脊柱区浅层的组织结构（皮肤、浅筋膜、深筋膜、肌层及血管、神经），脊柱区深层的结构（脊柱、椎管及其内容物）自学。

（三）表面解剖

1. 枕外隆凸　颅后部明显的骨性突起。

2. 乳突　在耳郭的后方。

3. 棘突　第7颈椎棘突较长，常作为辨认椎体序数的标志；两侧肩胛冈内侧端的连线平第3胸椎棘突；两侧髂嵴最高点的连线平第4腰椎棘突。

4. 肩胛冈　外侧端为肩峰。

5. 肩胛骨下角　两肩胛骨下角的连线平对第7胸椎棘突。

6. 骶管裂孔和骶角　骶管裂孔是椎管的下口，裂孔两侧向下的突起为骶角，是骶管麻醉的进针定位标志。

7. 髂嵴和髂前、后上棘　两侧髂嵴最高点的连线平第4腰椎棘突。两侧髂后上棘的连线平第2骶椎棘突。

三、皮 肤 切 口

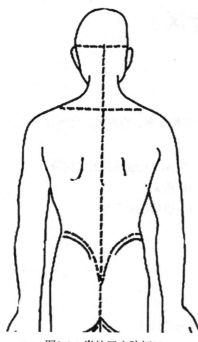

图2-1 脊柱区皮肤切口

标本俯卧位，颈下垫木枕。

自枕外隆凸沿背部正中线向下切至尾骨尖。

自枕外隆凸沿上项线向外切至乳突。

自第7颈椎棘突向外切至肩峰。

自髂前上棘沿髂嵴切至髂后上棘，再沿骶骨外侧缘向下切至尾骨尖（图2-1）。

四、层 次 解 剖

（一）皮肤、浅筋膜

背部皮肤厚而坚韧，移动性小。浅筋膜厚而致密，与皮肤紧密相连，并含较多的脂肪组织。

1. 沿纵行切口将皮肤和浅筋膜一起向外剥离（注意保护深筋膜，观察从深筋膜穿出的皮神经及伴行的浅血管），在项部翻到斜方肌外侧缘、在项部以下翻到背阔肌下缘。

2. 寻找浅筋膜内的血管、神经

（1）枕大神经：是第2颈神经的后支，特别粗大，穿斜方肌肌腱上行至枕部皮下，在斜方肌附着于枕骨处寻找。

（2）枕动脉：与枕大神经伴行，位于其外侧。在斜方肌与胸锁乳突肌止点之间的间隙内，大约于枕外隆凸外侧二横指处可见此动脉有一小段横向上，然后穿过斜方肌起点至皮下，分布于枕部皮肤。

（3）枕淋巴结：在上项线附近，斜方肌起点的外侧可找到较小的枕淋巴结。

（4）胸神经后支：在背部中线两侧寻找皮神经（胸神经后支），找出1~2支即可，与皮神经伴行的血管分别来自肋间后动脉、肋下动脉和腰动脉以及归属于上述的静脉。

（5）臀上皮神经：为第1~3腰神经的后支，在髂嵴上方、竖脊肌外侧缘附近穿胸腰筋膜浅出，较为集中，越过髂嵴分布于臀区上部（臀中皮神经、臀下皮神经在臀区解剖时寻找）。

（二）深筋膜

背部的深筋膜较薄，但在腰部显著增厚呈腱膜状，称为胸腰筋膜。该筋膜分浅、中、深三层，浅、中层包裹竖脊肌形成竖脊肌鞘，胸腰筋膜还是背阔肌起点的一部分。

1. 保留已经找出的上述浅层结构，清理掉浅筋膜，观察胸腰筋膜后层，此层在背部较薄弱，腰部增厚呈菱形。

2. 胸腰筋膜的后层和中层形成竖脊肌鞘，在竖脊肌外侧缘处切开胸腰筋膜，并把竖脊肌外侧缘向内推，观察胸腰筋膜后、中层的会合情况。

（三）肌层、血管、神经

1.清理检查斜方肌，注意斜方肌的起止点，肌束的方向并考虑其作用

（1）在棘突外侧一横指处由下向上纵行切开斜方肌，边切边翻起，注意不要损伤其深面的血管、神经和菱形肌。

（2）在斜方肌深面检查副神经，第3、4颈神经的分支；寻找确认与神经分布大致相同的颈浅动脉。它们由上而下沿肩胛骨内侧缘走行。

2. 查看肩胛提肌和菱形肌

（1）肩胛提肌呈长条形，起于颈椎横突，止于肩胛骨上角。

（2）菱形肌扁薄，位于斜方肌的深面、脊柱与肩胛骨脊柱缘之间。纵行切开菱形肌的内侧缘（勿损伤深面的上后锯肌），寻找进入它深面、靠近肩胛骨脊柱缘的肩胛背神经和肩胛背动脉，追踪观察其行程、分布。

有时肩胛背动脉与颈浅动脉共干，起于甲状颈干，称为颈横动脉，其浅支为颈浅动脉，深支为肩胛背动脉。

3. 清理检查背阔肌，注意肌束的起止点、方向并考虑其作用　背阔肌在背部下方，起于下六个胸椎棘突、胸腰筋膜和髂嵴后部。沿腱膜的外侧缘切断背阔肌的肌性部分，将肌肉翻向外侧，可见此肌有部分纤维起自下三个肋骨的外面。

4. 检查听诊三角（斜方肌、背阔肌和肩胛骨脊柱缘之间，肩外展时三角变大）。

5. 检查腰上三角（背阔肌深面，位于竖脊肌、腹内斜肌和第12肋之间）。

6. 检查腰下三角（髂嵴、腹外斜肌和背阔肌之间）。

五、脊柱及椎管的解剖（自学）

（一）打开椎管

1. 在背部正中依次清除皮肤、浅筋膜及棘上韧带。

2. 切除脊柱两侧的竖脊肌，观察整个脊柱后面的各部棘突的不同形态、棘间韧带、椎弓板及椎弓板之间的黄韧带。

3. 用专用椎管锯（二轮锯齿锯）沿棘突两旁2cm处将椎弓板锯断，再在第2颈椎处和第5腰椎处用解剖刀横断椎间盘，取下椎弓板，便可见到深面的椎管。

4. 椎管内膜与硬脊膜之间称为硬膜外隙，腔内充满脂肪等结缔组织及穿行脂肪组织中的静脉丛，见硬脊膜向下行至第2骶椎水平变成一条上粗下细的纤维束，穿入骶管，止于尾骨背面。

（二）观察脊髓被膜及外形

1. 脊髓的三层被膜观察　沿硬脊膜后正中线做纵行切口，不要过深（刀尖刺透硬脊膜后有空洞感即可），将硬脊膜翻向两侧，见其深面有一层薄而透明、无血管的膜，称为蛛网膜，它与软脊膜之间有潜在的间隙称蛛网膜下隙，内有脑脊液。但在尸体标本上因无脑脊液，故蛛网膜贴在软脊膜上。用镊子轻轻将蛛网膜提起切开，可进入蛛网膜下隙内。蛛网膜下隙下端扩大称为终池，它的下端止于第2骶椎水平。软脊膜与脊髓紧贴在一起，富有血管，不能将其与脊髓分离。

2. 脊髓的沟裂观察　脊髓呈稍扁的圆柱状，上端在枕骨孔处与延髓连接，下端平第1腰椎下缘水平（成人）。脊髓表面有不甚明显的6条纵沟。①前正中裂：1条，内有1条营养脊髓的血管；②前外侧沟：1对，有脊神经前根附着；③后正中沟：内有1条营养脊髓的血管；④后外侧沟：1对，有脊神经后根附着。注意在每条脊神经后根上有一膨大部位称为脊神经节。

3. 脊髓的两个膨大观察　在第4颈椎至第2胸椎范围内脊髓明显膨大称为颈膨大；在第10

胸椎至第1腰椎之间脊髓也出现膨大，称为腰骶膨大。腰骶膨大下部逐渐变细的部分称为脊髓圆锥。

4. 齿状韧带的观察 在脊髓两侧前后根之间自软脊膜至硬脊膜有一列三角形薄膜，称为齿状韧带，是分界脊髓前后的标志。

5. 终丝及马尾观察 软脊膜在脊髓下端移行为终丝。马尾是由腰骶部脊神经根向下穿相应的椎间孔或骶前、后孔之前，围绕在终丝的周围，呈马尾状而得名。因为脊髓位于第1腰椎下缘以上，故一般在第3、4腰椎或第4、5腰椎的棘突间进针穿刺抽取脑脊液不会伤及脊髓，又因马尾游离于脑脊液中，也不会损伤马尾。

（三）观察脊神经根

用咬骨钳咬除若干个椎间孔后壁，观察脊神经前、后根的形态，脊神经节的位置，脊神经前、后根合成脊神经干的位置，分支以及椎间盘、后纵韧带的位置。

六、复习思考题

1. 试述胸腰筋膜的层次及结构。

2. 试述听诊三角、腰上三角、腰下三角的境界及临床意义。

3. 试述腰椎穿刺依次经过哪些层次进入硬膜外隙。

第三章　胸壁（一）：胸前、外侧区部分层次结构（至胸廓外层肌）

一、目的与要求

1. 了解乳房的局部位置及胸前、外侧区的层次解剖。
2. 掌握乳房的淋巴回流，了解其血供及神经来源。
3. 掌握锁胸筋膜的概念及穿经的血管神经。
4. 掌握胸大小肌、前锯肌的起止、作用及神经支配。

二、概　　述

（一）境界分区

胸部位于颈部与腹部之间，其上部两侧与上肢相连。

1. 境界　上界以颈静脉切迹、胸锁关节、锁骨上缘、肩峰和第7颈椎棘突的连线与颈部分界；下界以剑突、肋弓、第11肋前端、第12肋下缘和第12胸椎棘突的连线与腹部分界；上部两侧以三角肌前后缘与上肢分界。

2. 分区　胸部由胸壁、胸腔和胸腔内脏器组成。每侧胸壁分为胸前区、胸外侧区和胸背区。

（1）胸前区位于前正中线和腋前线之间。

（2）胸外侧区位于腋前线和腋后线之间。

（3）胸背区位于腋后线和后正中线之间。

（二）层次结构

胸壁由皮肤、浅筋膜、深筋膜、胸廓外肌层、胸廓、肋间肌以及胸内筋膜等构成，本次仅解剖到胸廓外肌层。

（三）表面解剖

1. 体表标志

（1）颈静脉切迹：胸骨柄上缘。

（2）胸骨角：两侧连第2肋软骨，计数肋和肋间隙。

（3）剑突：变化较大，可缺如。

（4）锁骨：全长可扪及。

（5）喙突：在锁骨中、外1/3交界处的下方2.5cm处。肩峰、喙突、肱骨大结节呈一等腰三角形。

（6）肋和肋间隙：是胸部和腹上部器官的定位标志。

（7）肋弓：两侧肋弓和剑胸结合构成胸骨下角；剑突与肋弓构成剑肋角，左侧是心包穿刺常用的进针部位。

（8）乳头：男性乳头位置较恒定，位于锁骨中线和第4肋间隙相交处。

2. 标志线

（1）前正中线：经胸骨正中所做的垂直线。

（2）胸骨线：经胸骨外侧缘最宽处所做的垂直线。

（3）锁骨中线：经锁骨中点所做的垂直线。

（4）胸骨旁线：经胸骨线和锁骨中线之间的中点所做的垂直线。

（5）腋前线：经腋前襞与胸壁相交处所做的垂直线。

（6）腋后线：经腋后襞与胸壁的相交处所做的垂直线。

（7）腋中线：经腋前线和腋后线之间的中点所做的垂直线。

（8）肩胛线：两臂下垂时经肩胛下角所做的垂直线。

（9）后正中线：相当于沿棘突尖所做的垂直线。

三、皮 肤 切 口

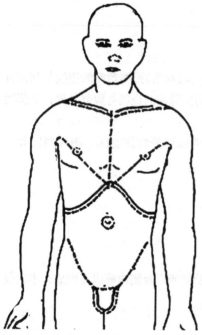

标本仰卧位。

此处皮肤切口要浅，切到显露黄色脂肪层即可，避免损伤深层结构。

沿前正中线自胸骨颈静脉切迹向下切至剑突；

沿锁骨上缘自颈静脉切迹向外切至肩峰（勿损伤皮下的锁骨上神经）；

沿肋弓自剑突切至腋后线；

自剑突向外上方切至乳头，在乳晕周缘做环行切口，然后继续向外上方切至腋前襞（图3-1）。

图3-1 胸前、外侧区皮肤切口

四、层 次 解 剖

（一）皮肤、浅筋膜

1. 沿切口将胸前外侧区的皮肤向外侧翻起，暴露浅筋膜。

2. 寻找浅筋膜内的结构

（1）颈阔肌和锁骨上神经：在锁骨下方的浅筋膜内可见到一层薄薄的颈阔肌（发达程度因人而异），在该肌的深面可找到3～4支从颈部下行的锁骨上神经。

（2）肋间神经前皮支及伴行的血管：沿胸骨旁线、在肋间隙处寻找从深筋膜内穿出的肋间神经前皮支及伴行的血管（寻找2～3个肋间隙即可）；伴行动脉为胸廓内动脉的穿支，静脉汇流入胸廓内静脉。

（3）肋间神经的外侧皮支及与其伴行的肋间后血管的穿支：位于腋前线附近，在肋间隙处寻找从深筋膜内穿出的肋间神经外侧皮支及伴行的血管（寻找2～3个肋间隙即可）；其中第2肋间神经的外侧皮支特别发达，分布于腋窝及臂内侧皮肤，称为肋间臂神经。尽量保留这些血管和神经。

（4）寻找头静脉：用镊子在胸大肌三角肌间沟处轻轻分开浅筋膜，可见来自上肢的头静脉，沿胸大肌三角肌间沟上行，穿锁胸筋膜注入腋静脉或锁骨下静脉（注意不要损伤锁胸筋膜及其穿行的胸外侧神经和胸肩峰动脉及其分支）。

（5）观察女性乳房的位置、形态。

1）用镊子自乳房周围向乳头方向摘除脂肪组织，可见呈放射状排列的乳腺叶及乳腺导管。

2）输乳管向乳头方向集中，在近乳处可见膨大的输乳管窦。

3）女性胸廓内动脉的第3～6穿支和第3～7肋间后动脉的穿支分布于乳房。

4）将整个乳房从胸大肌筋膜上剥离，在分离过程中，可见有结缔组织纤维束从乳房连于胸大肌筋膜，这就是乳房悬韧带，对乳房起固定作用。

（二）深筋膜

保留上述浅层结构，去除浅筋膜。

深筋膜分两层，浅层薄弱，覆盖于胸大肌和前锯肌表面；深层位于胸大肌深面，向上附着于锁骨，向下包绕锁骨下肌和胸小肌，续于腋筋膜。其中位于喙突、锁骨下肌和胸小肌上缘之间的部分，称为锁胸筋膜有胸肩峰动脉的分支、头静脉、淋巴管和胸外侧神经穿过。

1. 观察胸大肌表面的深筋膜浅层，呈薄膜状，向上附着于锁骨；向内侧附着于胸骨；向下与腹外斜肌表面的筋膜延续；向后与胸背区深筋膜延续。检查完毕可剔除此筋膜。

2. 深筋膜深层详见后文。

（三）肌肉、血管、神经

1. 胸大肌

（1）检查胸大肌的位置、形态、起止点和纤维方向，考虑其功能。

（2）将手指从胸大肌下缘处插入到胸大肌的深面，钝性分离胸大肌与其深面的胸小肌。

（3）在距离胸大肌腹部与胸部起点1～2cm处做弧形切口，并在锁骨下缘切断胸大肌的锁骨部。边切边将胸大肌翻起。可见到胸内侧神经穿过胸小肌支配胸大肌。注意不要损伤锁胸筋膜及其穿行结构。

2. 胸小肌　位于胸大肌深面，呈三角形。

（1）胸小肌与其深面的血管神经束有恒定的位置关系，故胸小肌是一个重要的解剖标志。

（2）仔细观察胸小肌的位置、形态和起止点，考虑其功能。

3. 锁胸筋膜　位于胸小肌上缘、锁骨和喙突之间的深筋膜深层。

（1）观察穿行结构：头静脉、胸肩峰动脉的分支和胸外侧神经。

（2）观察腋窝悬韧带：锁胸筋膜在胸小肌下缘，续于腋筋膜，称腋窝悬韧带。

（3）在胸小肌下缘附近寻找胸外侧动脉及胸肌淋巴结。

4. 前锯肌　将上肢外展，暴露胸壁外侧区，清理前锯肌，观察前锯肌的位置、起止点和功能。在前锯肌浅面，复查沿腋中线下行的胸长神经。

五、复习思考题

1. 试述女性乳房的位置、构造、血管神经分布和淋巴回流。

2. 试述锁胸筋膜及其穿行结构。

3. 试述胸前内侧神经和胸前外侧神经的来源及其支配的结构。

第四章　自由上肢浅层结构

一、目的与要求

1. 了解上肢解剖区域的划分。

2. 掌握上肢皮神经的穿出位置及分布，浅静脉的行程、注入。

3. 掌握肘前区浅静脉的吻合类型及临床应用。

二、概　　述

（一）境界分区

1. 境界　上肢通常以三角肌前、后缘上部与腋前、后襞下缘中点的连线与胸、背部为界，以锁骨上缘外1/3和肩峰至第7颈椎棘突的连线与颈部为界。

2. 分区　上肢全长可分为肩、臂、肘、前臂和手部，其中肩部又可分为腋区、三角肌区和肩胛区；其余各部又分为前、后区。

为保持浅筋膜及其结构和内容的完整性，也为了讲解和操作的方便，将臂前区、肘前区、前臂前区、肩胛区、臂后区、肘后区、前臂后区和手背的浅层结构放在一起操作。

各部深层将分开讨论和操作。

（二）层次结构

上肢浅层层次仅涉及皮肤、浅筋膜及浅筋膜内的结构。

（三）表面解剖

1. 体表标志

（1）肩峰：上肢最高点的骨性标志，位于肩关节上方。

（2）肩胛冈：沿肩峰向后内侧可以触摸到。

（3）锁骨：沿肩峰的前内侧可以触及。

（4）喙突：位于锁骨中外1/3交界处下方的锁骨下窝内，向深处可扪及。

（5）肱骨大结节：突出于肩峰的前外侧。

（6）腋前襞：胸大肌的下缘构成。

（7）腋后襞：深处是大圆肌和背阔肌的下缘。

（8）肱二头肌：臂前区可见的纵行肌隆起，两侧分别是肱二头肌内、外侧沟。

（9）三角肌粗隆：臂中份的外侧，三角肌的止点处。

（10）肱骨内、外上髁：肘部两侧最突出的骨点。

（11）桡骨头：位于外上髁的下方。

（12）尺骨鹰嘴：肘后区最突出的骨性隆起。

（13）肱二头肌腱：肘前区可以触及，尤其是半屈肘时明显。

（14）桡骨茎突：腕部桡侧的突起。

（15）尺骨茎突：腕部尺侧的突起，稍偏后内侧。

2.对比关系

（1）肩峰、肱骨大结节、喙突三者形成一等腰三角形。

（2）尺骨鹰嘴、肱骨内、外上髁，在伸肘时处于同一水平线；屈肘时三者构成等腰三角形。肩、肘关节脱位时，上述关系可发生变化。

3.上肢的轴线和提携角

（1）上肢轴线：穿经肱骨头中心、肱骨小头、尺骨头的直线。

（2）臂轴：肱骨的纵轴线。

（3）前臂轴：尺骨的长轴线。

（4）提携角：臂轴和前臂轴在肘部相交，构成向外开放的钝角，正常为165°～170°，男性大于女性。提携角的内错角为10°～15°，此角大于15°称为肘外翻，小于0°称为肘内翻，0°～15°称为直肘。

三、皮 肤 切 口

标本仰卧位，将上肢外展，前臂旋后，皮肤切开不可过深，以切透皮肤为宜，依下述切口翻开皮肤。

沿臂前中线从上向下切至臂部中点处，在此再做一横行切口至臂内、外侧。

沿腕前远侧横纹绕腕一周做环行切口。

从腕前环形切口中点向上做纵行切口，与臂部切口交会。

在手背，沿各指根部做一横行切口，沿中指指背中线做纵行切口至腕后环形切口。

在拇指背侧根部，沿手的桡侧至腕部做纵行切口（图4-1）。

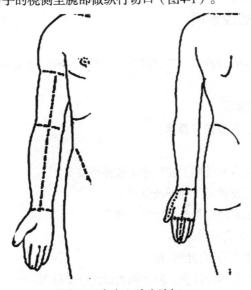

图4-1　自由上肢皮肤切口

四、层 次 解 剖

（一）上肢前面的浅筋膜

观察各部浅筋膜的厚度，寻找浅筋膜内的血管和神经。

1. 分离浅静脉

（1）头静脉：在前臂前区桡侧浅筋膜内分离头静脉，向上沿肱二头肌外侧沟追踪至三角肌胸大肌间沟，沿沟继续追踪至进入胸大肌深面处。头静脉最后注入腋静脉或锁骨下静脉，应注意头静脉末端与颈外静脉间的吻合支。在腋静脉受阻时，该吻合支可代偿部分上肢的静脉血回流。沿已解剖出的头静脉向下追踪，直至手背静脉网的桡侧。注意不要损伤与其伴行的前臂外侧皮神经。

（2）贵要静脉：在前臂前区尺侧浅筋膜内分离贵要静脉，在臂中点稍下方、肱二头肌内侧找出贵要静脉并追踪至其穿深筋膜处，向下追踪至手背静脉网尺侧，解剖时注意观察贵要静脉注入深静脉的位置。注意不要损伤与其伴行的前臂内侧皮神经。

（3）肘正中静脉：在肘前区清理连接头静脉和贵要静脉的肘正中静脉，肘正中静脉在肘窝处较表浅，易于触摸，常用来做静脉穿刺。观察它们的连接类型。提起肘正中静脉，可见其有小的静脉穿过深筋膜与肘深部静脉相连。注意有无前臂正中静脉。

2. 分离皮神经

（1）前臂外侧皮神经：沿前臂外侧伴头静脉下行，是肌皮神经的终末支，在肘部经肱二头肌腱外侧穿深筋膜浅出。

（2）前臂内侧皮神经：沿前臂外侧伴贵要静脉下行，在贵要静脉穿深筋膜处穿出，并立即分支分布于前臂的前面和内侧面皮肤。

（3）臂内侧皮神经：在臂内侧上1/3处穿出深筋膜，分布于臂内侧的皮肤。

3. 分离肘浅淋巴结　在肱骨内上髁上方、贵要静脉附近，试着找出肘浅淋巴结（滑车上淋巴结）。

（二）上肢后面的浅筋膜

1. 观察静脉网

（1）在手背部观察手背静脉网。手背静脉网在腕部桡侧汇合成头静脉，在腕部尺侧汇合成贵要静脉。

手背静脉常用于静脉输液。

（2）显露中指指背，观察指背静脉。

2. 分离皮神经

（1）在三角肌区附近有臂外侧上皮神经（腋神经皮支）。

（2）在臂后区有臂后皮神经（桡神经分支）。

（3）在前臂后区有前臂后皮神经（桡神经分支）。

这些皮支较细小，不必花时间寻找。

（4）特别注意追踪手背部皮神经分布。

1）在腕后区桡侧找出桡神经浅支，向远侧追踪其分支分布。

2）在腕后区尺侧找出尺神经手背支，追踪其分支分布。

五、复习思考题

1. 试述上肢浅静脉的走行和汇入深静脉的部位。

2. 试述上肢浅神经的分支分布。

第五章　腋窝的构成和内容

一、目的与要求

1.掌握腋窝的构成、内容，腋鞘及其交通。

2.以胸小肌、大圆肌、背阔肌为标志，掌握腋腔内血管（腋动、静脉，胸肩峰动、静脉，胸外侧动、静脉，肩胛下动、静脉，胸背动、静脉，胸外侧动、静脉，旋肱前动脉，旋肱后动脉，头静脉）、神经（臂丛的内侧束、外侧束和后束，胸前内、外侧神经，胸长神经，胸背神经，腋神经，正中神经，肌皮神经，尺神经，桡神经）和腋淋巴结各群的局部位置。

二、概　　述

（一）腋区的境界

腋区为位于肩关节下方、臂上段与胸前外侧壁上部之间的区域。

（二）腋窝的概念及内容

1.**腋窝**　上肢外展时，腋区出现穹隆状皮肤凹陷，其深面呈四棱锥形的腔隙称为腋窝，由一顶、一底和四壁组成。

2.**内容**　腋窝内含腋动脉及其分支、腋静脉及其属支、臂丛锁骨下部及其分支、腋淋巴结以及其间的脂肪组织。血管神经被结缔组织膜即腋鞘包裹。

（三）表面解剖

复查肩峰、肩胛冈、锁骨、喙突、肱骨大结节、腋前襞、腋后襞、肱二头肌、三角肌粗隆。

三、层　次　解　剖

（一）观察腋窝的构成

1.**前壁**　由胸大肌、胸小肌、锁骨下肌、锁胸筋膜构成。

2.**内侧壁**　为附着于胸侧壁上部的前锯肌及其覆盖的上4位肋骨及肋间肌构成，该肌前缘呈锯齿状。

这两部分在前面已经讨论和解剖过。

3.**后壁**　由肩胛下肌、大圆肌、背阔肌及肩胛骨构成（待解剖腋窝血管神经时观察）。

4.**外侧壁**　位于肱骨上端内侧，由喙肱肌，肱二头肌长、短头和肱骨结节间沟构成。

5.**顶**　由锁骨中1/3段、第1肋外侧缘和肩胛骨上缘围成，通颈根部，有臂丛、锁骨下血管通过或移行。

6.**底**　由皮肤、浅筋膜和腋筋膜构成。

腋筋膜呈蜂窝状结构，有纤维隔连于皮肤，其中央部有浅血管、神经穿过呈筛状，又称筛状筋膜。

（二）解剖腋窝内结构

腋窝内的血管神经周围有大量的脂肪组织，腋窝淋巴结沿血管排列并混杂于脂肪组织中；血管神经被结缔组织膜即腋鞘包裹。

1. 打开腋窝前壁　用手指在胸小肌深面（胸肌间隙）钝性分离，然后将该肌起点切断，向外上方翻起，完全暴露腋窝。

2. 去除浅筋膜、腋筋膜和腋窝内脂肪

（1）用镊子小心剥除腋窝底部的浅筋膜、腋筋膜及腋窝内的脂肪，同时复查肋间臂神经：臂外展，在胸小肌深面第2肋间处可能找到这条被扯紧的神经，此神经往往与臂内侧皮神经吻合，并向外分布到臂内侧的皮肤。

（2）观察腋窝淋巴结：数量不同，按位置可分为五群。

1）胸肌淋巴结（前群）：在胸小肌下缘处，有4～5个排列于胸外侧动、静脉周围，收集胸前壁及侧壁的皮下淋巴管及乳房外侧大部的淋巴管。其输出管道注入中央淋巴结或腋尖淋巴结。

2）外侧淋巴结（外侧群）：沿腋动、静脉远侧端分布，有4～6个淋巴结，收集上肢所有浅、深淋巴管，其输出管道注入中央淋巴结或腋尖淋巴结，还可注入颈深下淋巴结。

3）肩胛下淋巴结（后群）：位于腋窝后壁，肩胛下动、静脉周围，有6～7个淋巴结，收集项背部的淋巴管，其输出管道注入中央淋巴结。

4）中央淋巴结（中央群）：在腋窝中央的脂肪组织中，有3～4个淋巴结，收集各群来的淋巴管。

5）腋尖淋巴结（内侧群）：沿腋动、静脉近侧端分布，有6～12个淋巴结，收集中央淋巴结的输出管道和乳房上部的淋巴管，其输出管道主要组成锁骨下干。

3. 打开腋鞘

（1）纵行剖开腋鞘，清除腋鞘的结缔组织，确认腋动、静脉及臂丛三个束：腋动脉位于腋静脉外侧，臂丛三个束从内、外、后方包绕腋动脉。由于腋动、静脉被包绕在腋鞘内，受外伤时易发生动、静脉瘘。

（2）除去腋静脉较小的属支，以便暴露解剖视野。

4. 解剖腋动脉及其分支　腋动脉从第1肋外侧缘续于锁骨下动脉，向下经臂丛各束之间到背阔肌腱的前下缘，移行为肱动脉。辨认腋动脉的分支，在清理确认这些动脉分支时，要注意伴行的静脉及神经。

血管的变异很多，需要时请指导老师进行鉴别。

（1）确定腋动脉的分段：以胸小肌为标志将腋动脉分为三段。

1）第一段位于第一肋外侧缘与胸小肌上缘之间；

2）第二段位于胸小肌深面；

3）第三段位于胸小肌下缘与大圆肌下缘之间。

（2）剖查腋动脉各段的分支：腋动脉分支的起点可能有变异，应根据其分支的分布来命名。腋动脉被臂丛的束及其分支包绕，在解剖腋动脉分支时，必须注意不能伤及臂丛的分支。

1）腋动脉第一段的分支：胸肩峰动脉和胸上动脉。

①分离胸肩峰动脉起始部：可见胸肩峰动脉干粗而短，随即分出多个分支，分布到三角肌和胸大、小肌等区域。②胸上动脉：细小，分布于第1、2肋间隙。

2）腋动脉第二段的分支：胸外侧动脉。

沿胸小肌下缘或深面走向胸壁。确认胸外侧动脉的起始，并追踪至胸壁。育龄期妇女此血管相对较大，主要营养乳腺外侧部。胸外侧血管附近有胸肌淋巴结，观察后去除。

3）腋动脉第三段的分支：有3条，肩胛下动脉和旋肱前、后动脉。

①肩胛下动脉：是腋动脉最大的分支，沿肩胛下肌外缘下行2～3cm分成胸背动脉和旋肩胛动脉，追踪胸背动脉至背阔肌，追踪旋肩胛动脉至进入三边孔。用一探针从腋窝穿过三边孔，从背侧面观察验证旋肩胛动脉确实穿过三边孔。②旋肱前动脉：较细小，从腋动脉外侧壁发出，绕肱骨外科颈前面行向外。③旋肱后动脉：较粗，在旋肱前动脉后方起自腋动脉外侧壁，与腋神经一起穿过四边孔行向后，且与旋肱前动脉有吻合。用一探针从腋窝穿过四边孔，从背侧面观察验证旋肱后动脉确实穿过四边孔。

另外，肩胛下血管附近有肩胛下淋巴结，观察后摘除。

5. 解剖腋静脉及其属支　腋静脉位于腋动脉的内侧，由肱静脉在大圆肌下缘处延续而成，上行至第1肋外侧缘移行为锁骨下静脉。其深部属支大都与同名动脉伴行。

6. 解剖臂丛及其分支　臂丛由第5、6、7、8颈神经和第1胸神经的前支构成，穿斜角肌间隙后相互吻合成丛，经腋窝顶进入腋窝。

臂丛的内侧束、外侧束和后束先位于腋动脉第一段的后外侧，然后位于第二段的内侧、外侧和后方；各束的分支多围绕在腋动脉的第三段周围。

臂丛分为锁骨上部和锁骨下部二部分。本节课只解剖臂丛的锁骨下部及锁骨上部的胸长神经，锁骨上部的其他分支将在颈部解剖。

先确认臂丛的3个束，然后顺序剖查各束的分支：

（1）肌皮神经：由臂丛外侧束发出，位于腋动脉外侧，进入喙肱肌，肌支支配臂前群肌，皮支即前臂外侧皮神经。

（2）正中神经：由2个根合并而成：臂丛外侧束发出外侧根，内侧束发出内侧根，二根在腋动脉前面合并成正中神经，根据这一特点确认正中神经。正中神经支配部分前臂前群肌和部分手肌。

（3）尺神经：由臂丛内侧束发出，位于腋动脉与腋静脉之间的后方，支配部分前臂前群肌和部分手肌。

（4）臂内侧皮神经与前臂内侧皮神经。

1）臂内侧皮神经：由臂丛内侧束发出，较细小，位于腋静脉内侧，与来自第2肋间隙的肋间臂神经合并，分布于臂内侧的皮肤。

2）前臂内侧皮神经：由内侧束发出，位于腋动脉与腋静脉之间的前方，向远端追踪直到它穿出深筋膜处。

（5）腋神经：起于后束。向内侧牵开腋动脉，可找到与旋肱后动脉一起进入四边孔的腋神经。腋神经支配三角肌和小圆肌。

（6）桡神经：起于臂丛后束，沿大圆肌和背阔肌前面行向臂后面。桡神经支配臂和前臂后群肌。

（7）肩胛下神经：起于臂丛后束。清理肩胛下肌前面的脂肪组织，可找到该神经。肩胛下神经分支支配肩胛下肌和大圆肌。

（8）胸背神经：起于臂丛后束，经肩胛下肌前面下行，在腋后襞约中点处进入背阔肌与胸背动脉伴行。胸背神经支配背阔肌。

（9）胸内侧神经和胸外侧神经：分别起于臂丛内侧束和外侧束，前者支配胸大肌和胸小肌，后者仅支配胸大肌。

（10）胸长神经：起自臂丛的锁骨上部。在胸部外侧壁约腋中线处垂直分开前锯肌表面的深筋膜，可找到胸长神经，尽可能向腋尖追踪该神经的近端。胸长神经支配前锯肌。把手指伸入肩胛骨与前锯肌之间，向后推进，探察前锯肌的止点，该肌起于1～8肋的外侧部表面，止于肩胛骨内侧缘及下角。前锯肌是重要的肩胛旋外肌。

总之，解剖臂丛应以顺行追踪法查认，确认臂丛三束及五大终末支应注意：

（1）应注意观察臂丛各束与腋动脉之间排列的动态关系。

（2）注意观察肌皮神经、尺神经及正中神经内外、侧根的"M"型结合方式，其为确定3条神经的标志。

（3）腋神经与桡神经因其位置较深，解剖时应注意辨认，腋神经自臂丛后束发起后，向后伴行旋肱后动脉穿四边孔，桡神经则在肱三头肌深面与肱深血管伴行入肱骨肌管。

（4）确认五大终支后，可试着剖认发自内侧束的前臂内侧皮神经及臂内侧皮神经，剖认臂丛后束的胸背神经及肩胛下神经，不必追踪。注意通肩胛区的三边孔，通三角肌区的四边孔及其穿经结构。

四、复习思考题

1. 试述腋窝的境界。

2. 试述腋动脉的分段及其分支分布。

3. 试述臂丛与腋动脉的关系。

4. 试述臂丛的分支分布及毗邻。

第六章　上肢前面（臂前区、肘前区和前臂前区）深层结构

一、目的与要求

1. 了解臂屈侧的血管（肱动、静脉，尺侧上、下副动脉，肱深动、静脉）和神经（正中神经、肌皮神经、桡神经、尺神经、前臂外侧皮神经、臂及前臂内侧皮神经）的局部位置。

2. 掌握肘窝的境界及内容。

3. 理解前臂前骨筋膜鞘的构成，前臂屈肌群的层次安排。

4. 掌握前臂屈侧的血管（桡动、静脉，尺动、静脉）和神经（正中神经、尺神经）的位置、行程与分布。

5. 了解肱动脉的变异及肘关节动脉网的组成。

二、概　　述

（一）深筋膜特点

上肢各部的深筋膜相互延续。

在臂部、前臂和手掌，深筋膜均向深面发出肌间隔，附着于骨，形成骨筋膜鞘，容纳不同的肌群、血管和神经。

在肘窝肱二头肌腱内下方的深筋膜，由于肱二头肌腱纤维的加入而形成一增厚的三角带，称肱二头肌腱膜，有保护肘窝深部结构的作用。

在腕部，前臂深筋膜在前、后方增厚，形成强有力的支持带，分别约束屈肌腱和伸肌腱，防止移位。

（二）层次结构

深筋膜、肌肉、血管神经束。

（三）表面解剖

1. 肱二头肌　体表清楚，其肌腱是肘窝内重要的标志，肌腱内侧是肱动脉。

2. 尺侧腕屈肌、掌长肌和桡侧腕屈肌腱　3条肌腱在前臂远侧部近腕前区由内向外依次排列。在桡侧腕屈肌腱的内外侧分别有桡动脉和正中神经通过。

（四）体表投影

临床上做某些检查时，需要了解一些主要动脉和神经的体表投影，这时应该使上肢外展90°，掌心朝上。

1. 肱动脉的体表投影　从锁骨中点至肘前横纹中点远侧2cm处的连线，其远段2/3即为其投影。

2. 桡动脉的体表投影　从腕前横纹中点远侧2cm处，至桡骨茎突前方的连线。

3. 尺动脉的体表投影 从腕前横纹中点远侧2cm处,至豌豆骨桡侧缘的连线。

4. 桡神经的体表投影 从腋后襞下缘外端与臂交点处起,向下后至肱骨外上髁的连线。

5. 尺神经的体表投影 自腋窝顶,经肱骨内上髁与尺骨鹰嘴间,至豌豆骨桡侧缘的连线。

6. 正中神经的体表投影 在臂部与肱动脉一致,在前臂为从肱骨内上髁与肱二头肌腱连线的中点至腕远侧横纹中点稍外侧的连线。

三、臂前区的层次解剖

上肢的浅层结构前面已经解剖过。

保留复查头静脉、贵要静脉、肘正中静脉、臂内侧皮神经、前臂内侧皮神经和前臂外侧皮神经。清理浅筋膜,逐步观察深筋膜、肌肉和血管神经。

臂部深筋膜分别在内、外侧发出肌间隔附着于肱骨,形成前、后两个骨筋膜鞘。前骨筋膜鞘容纳臂前群肌、肱血管、正中神经、尺神经上段等。

(一)解剖深筋膜

在臂前面沿中线纵行切开深筋膜达肱二头肌腱的上缘,保留肱二头肌腱膜,将深筋膜向两侧翻起。观察附着于肱骨下半内、外侧缘的内、外侧肌间隔。

清除深筋膜,但有肌肉附着的深筋膜可不必剥除。

(二)清理臂前群肌

共3块肌肉。清理臂前群肌肉的边缘,辨认、观察诸肌的形态、起止点,体会其各自的功能。

1. 肱二头肌 位置表浅,短头位于喙肱肌的外侧,起于喙突;其外侧为肱二头肌长头,自结节间沟内下降。其末端经肘窝止于桡骨粗隆。其腱纤维与深筋膜共同形成肱二头肌腱膜。

清理肱二头肌时注意不要损伤其内侧的血管、神经干及其深面的肌皮神经。

2. 喙肱肌 在腋窝复认喙肱肌,确认其起止点。肌皮神经穿入其肌腹,下行至肱二头肌与肱肌之间,在肱二头肌腱的外侧穿出,改名为前臂外侧皮神经。

3. 肱肌 位于肱二头肌深面,起于肱骨前面下半部分,止于尺骨粗隆。

(三)剖查肱动脉及其分支

从大圆肌下缘追踪肱动脉及其2条伴行静脉至肘窝。在肱二头肌内侧找到肱动脉,清理肱动脉主干及其2条伴行静脉。注意观察肱动脉与正中神经的位置关系,正中神经先在动脉的外侧,至臂中部经动脉前面交叉下行至其内侧。

1. 肱深动脉 在背阔肌腱的下方、肱动脉起点不远处发出,伴桡神经进入桡神经沟。

2. 尺侧上副动脉 在臂中部寻找自肱动脉发出的尺侧上副动脉,伴尺神经下行到肘后,参与构成肘关节动脉网。

3. 尺侧下副动脉 在肱骨内上髁上方5cm处,尺侧下副动脉发自肱动脉,行向内侧,分前、后两支,参与构成肘关节动脉网。

(四)剖查臂前区的神经

1. 肌皮神经 向外侧牵开肱二头肌,可看到肌皮神经穿过喙肱肌到达肱二头肌与肱肌之间,分支支配这三块肌,终末支在肘窝肱二头肌腱外侧缘处穿出,改名为前臂外侧皮神经。

2. 正中神经 正中神经在整个臂部与肱动脉伴行。修洁正中神经,观察它与肱动脉的位置关系，并确认它在臂部没有分支。

3. 尺神经　尺神经在臂上半部走行于肱动脉后内侧，在臂中部穿内侧肌间隔行向臂后区。修洁尺神经，确认它在臂部没有分支。继续向下追踪，确认尺神经进入肱骨尺神经沟。

4. 桡神经　微屈肘关节，在肱骨外上髁前面、肱肌与肱桡肌之间找到桡神经。它从臂后区穿外侧肌间隔到臂前区。注意观察桡神经与前臂外侧皮神经以肱肌相隔。

四、肘前区的层次解剖

（一）清理肘窝的边界

在标本上摸认肱骨内、外上髁，确定肘窝的上界；修洁构成肘窝内、外侧界的旋前圆肌和肱桡肌。

（二）解剖肘窝内的结构

肘窝内有肱二头肌腱、肱血管、正中神经、桡神经等。

1. 近肱二头肌腱处切断肱二头肌腱膜，翻向内侧，观察腱膜深面肱二头肌腱、肱血管、正中神经的位置关系。

2. 在肱二头肌腱内侧找出肱动脉，向下追踪至在桡骨颈水平分成桡动脉和尺动脉处。

3. 在肱动脉内侧清理出正中神经。

4. 在肱二头肌腱的外侧，辨认从肱二头肌与肱肌之间穿出的肌皮神经终末支前臂外侧皮神经。

5. 用指尖钝性分离肱桡肌与肱肌之间的间隙，找出桡神经，桡神经很快分成浅支和深支，浅支下行于前臂前区桡侧，深支穿旋后肌行向前臂后区。

（三）观察肘窝底

内侧为肱肌，外侧为旋后肌。

五、前臂前区的层次解剖

桡骨与尺骨之间有前臂骨间膜相连，前臂深筋膜包绕前臂肌，并在内外、侧分别附着于尺骨和桡骨，由此形成前、后2个骨筋膜鞘。前骨筋膜鞘容纳前臂前群肌和桡血管神经束、尺血管神经束、正中血管神经束及骨间前血管神经束。

（一）剖开深筋膜

保留头静脉、贵要静脉及其伴行的皮神经，剔除深筋膜。

（二）辨认分离前臂前群肌

前臂前群肌共有9块，可分浅、深二层剖查。浅层肌除肱桡肌外主要起自肱骨内上髁，深层肌则起自尺、桡骨及骨间膜。前群肌的起始部延伸至尺骨上端后缘，因此尺骨上端后缘可视为屈、伸肌群在前臂尺侧的分界。

剖查肌肉应注意避免损伤前臂前区血管神经束。

1. 剖查前臂前群浅层肌

（1）清理肱桡肌：肱桡肌位于前臂桡侧，起自肱骨外上髁，止于桡骨茎突。

（2）清理起自肱骨内上髁附近的肌肉：在肱桡肌内侧，由桡侧向尺侧依次辨认旋前圆肌、桡侧腕屈肌、掌长肌（少数人缺如）和尺侧腕屈肌。追踪旋前圆肌的止点，旋前圆肌在旋后肌下方止于桡骨中份前外侧面，根据旋前圆肌的起止点理解其旋前和屈肘功能。追踪其余各肌直至腕部，勿损伤血管神经。将手指伸入桡侧腕屈肌和掌长肌深面做钝性分离，再将二肌向两侧牵开，即可看到深面的指浅屈肌，向下追踪它的4条肌腱至腕部。牵动指浅屈肌腱，观察2～5指节的屈曲活动。

2. 剖查前臂前群深层肌 用手在浅层屈肌深面做钝性分离，将该肌牵向尺侧，深面桡侧为拇长屈肌，尺侧为指深屈肌，在腕上方分开二肌，可看到附着于桡、尺骨下端前面，横向走行的旋前方肌。牵动指深屈肌腱，观察2～5指末节的屈曲活动；牵动拇长屈肌腱，观察拇指末节的屈曲活动。

（三）解剖血管神经束

1. 剖查桡血管神经束

（1）剖查桡动脉：在肘窝找到桡动脉，向下追踪至腕部，桡动脉在肘窝由肱动脉发出后，先向外下走行于肱桡肌与桡侧腕屈肌之间，然后在前臂中份与下份沿肱桡肌内侧缘下行至腕部，绕过桡骨茎突前面和下方，经拇长展肌和拇短伸肌腱深面到达手背。在近桡动脉起始处，向外上找出其关节支桡侧返动脉，它参与构成肘关节动脉网。

（2）剖查桡神经浅支：在肱桡肌内侧缘深面找出桡神经浅支，向近侧追踪至肘窝找到它在桡神经上的起始处；向下追踪至腕部，桡神经浅支在前臂中份与桡动脉伴行，在前臂下份行向后，于腕关节上方约5cm处，经肱桡肌外侧缘后方穿出深筋膜分布于手背皮肤。

2. 剖查正中神经 在肘窝提起正中神经向下追踪，可见它穿过旋前圆肌肱头（浅部）与尺头（深部）之间下行。切断覆盖正中神经的旋前圆肌肱头，继续向下追踪，可见正中神经在前臂中上份于指浅、深屈肌之间沿中线下行，在前臂下份则走行于桡侧腕屈肌腱与掌长肌腱之间。正中神经在穿过旋前圆肌附近发出多条肌支，可向后方分离出其中的肌支骨间前神经，它与骨间前血管伴行贴前臂骨间膜前面下行。正中神经肌支支配旋前圆肌、桡侧腕屈肌、掌长肌、指浅屈肌、拇长屈肌、旋前方肌和指深屈肌尺侧半。

3. 剖查尺血管神经束

（1）剖查尺动脉：在肘窝找到尺动脉，向下追踪至腕部，尺动脉在肘窝由肱动脉发出后，先后经过旋前圆肌尺头和指浅屈肌深面行向内下，至前臂中份和下份与尺神经伴行，在尺侧腕屈肌与指深屈肌之间下行至腕部。在近尺动脉起始处，向内上追踪其关节支尺侧前返动脉和尺侧后返动脉，二分支参与构成肘关节动脉网；向外下追踪其另一分支骨间总动脉，骨间总动脉干很短，随即分成骨间前动脉和骨间后动脉。骨间前动脉贴前臂骨间膜前面下行，骨间后动脉穿前臂骨间膜上缘行向前臂后区。

（2）剖查尺神经：在前臂中份和下份，找出与尺动脉伴行的尺神经。向近端追踪至肘关节后方，观察尺神经由肱骨尺神经沟穿尺侧腕屈肌进入前臂前区的情况。尺神经在前臂上部发出肌支支配尺侧腕屈肌和指深屈肌尺侧半，在尺骨茎突稍上方分出皮支到达手背。

4. 剖查骨间前血管神经束 在前臂前群深层肌和前臂骨间膜之间，注意寻找较细小的骨间前动、静脉，骨间前神经。观察其行程和分布。

六、复习思考题

1. 试述臂和前臂前群肌的起止点，位置排列，作用和神经支配。

2. 试述肘窝的位置、境界、内容及其排列。

第七章　上肢后面（三角肌区、肩胛区、臂后区、肘后区、前臂后区）深层结构

一、目的与要求

1. 理解肩胛上神经、血管的行径及其与肩胛上横韧带的位置关系。

2. 掌握腋神经和旋肱后动脉的行径及其与肱骨外科颈的关系。

3. 掌握桡神经和肱深动脉的行径及其与肱骨的关系。

4. 理解肱骨肌管、三边孔及四边孔的组成、内容。

5. 理解前臂伸肌群的层次安排。

6. 了解骨间后神经及其伴行的骨间后动脉的局部位置关系。

7. 掌握桡神经主干和分支（浅支和深支）的行径及其毗邻连属关系。

8. 了解前臂背侧皮神经、桡神经浅支和尺神经的手背支的局部位置。

二、概　　述

肩部由腋区、三角肌区和肩胛区构成，其中腋区在前面已经操作学习过。

我们将三角肌区和肩胛区与臂后区、肘后区、前臂后区一起操作，并随时复习前面学习过的有关内容。

（一）层次结构

深筋膜、肌肉、血管神经束。

（二）表面解剖

复查确认以下体表标志：肩胛冈、肩峰、肩胛骨脊柱缘、肩胛骨下角、肱骨内上髁、外上髁、尺骨鹰嘴、尺骨茎突、桡骨茎突。

三、三角肌区和肩胛区的层次解剖

1. 在三角肌的后缘中部，复查臂外侧上皮神经　臂外侧上皮神经是腋神经的分支，分布于臂后上部的皮肤。

2. 清除深筋膜　清除肩胛区及三角肌区深筋膜，为了清楚暴露肱三头肌在肩胛骨的附着，应一同清除臂后区深筋膜。

3. 检查三角肌的位置、形态、起止点和各部的功能　在离三角肌起点1cm处切断此肌，将它翻向止点。

剔除三角肌深面的脂肪组织，暴露四边孔，检查穿过四边孔的结构及其分支分布：

（1）腋神经穿四边孔、绕肱骨外科颈，肌支支配三角肌、小圆肌。

（2）旋肱后动脉与腋神经伴行，分支分布于三角肌和肩关节。

4. 依次检查冈上肌、冈下肌、小圆肌、大圆肌的位置、形态、起止点。并检查穿过三边

的旋肩胛动脉。

5. 在肩胛冈中、外1/3交界处，切断冈上肌并向外侧翻起，注意不要损伤深面的血管、神经。

检查：

（1）肩胛上动脉和肩胛上神经：肩胛上动脉在肩胛骨上缘、越过肩胛横韧带上方，到冈上肌深面，绕肩胛颈至冈下窝，并与旋肩胛动脉吻合；肩胛上神经与同名动脉伴行，穿行于肩胛横韧带上方下方，支配冈上肌、冈下肌。

（2）追踪确认旋肩胛动脉。

6. 观察肌腱袖　冈上肌、冈下肌、小圆肌和肩胛下肌的肌腱连成腱板，围绕肩关节的前方、后方和上方，并与肩关节囊愈着，形成肌腱袖（肩袖）。

7. 检查肩胛骨周围的动脉吻合情况　进一步了解腋动脉的侧支循环。

四、臂后区的层次解剖

1. 清除臂后区的深筋膜，暴露肱三头肌。

2. 辨认肱三头肌的长头起于盂下结节，肱三头肌内、外侧头分别起于桡神经沟上、下的骨面。明确肱三头肌的作用。

3. 解剖臂后区血管神经束。

（1）桡神经和肱深动、静脉：用手指在肱三头肌长头与外侧头之间做钝性分离，可看到桡神经和肱深动脉由此处深面进入肱骨肌管，沿桡神经走行将一探针插入肱骨肌管以保护血管神经，使探针位于肱三头肌外侧头与肱骨之间，正对探针切开肱三头肌外侧头，暴露桡神经及与其伴行的肱深血管，观察桡神经分支支配肱三头肌。注意观察桡神经在桡神经沟内与肱骨直接接触，此处肱骨干骨折易损伤桡神经。

（2）尺神经和尺侧上副动脉（已游离）：二者在臂下半部贴内侧肌间隔后面下行至肘后，紧贴肱骨内上髁后下方的尺神经沟走行。注意此处尺神经仅由皮肤和筋膜覆盖，易触及。

五、肘后区的层次解剖

1. 触摸确认肱三头肌腱　肱三头肌腱在肘后区，附着于鹰嘴。

2. 触摸确认尺神经沟及走在沟内的尺神经　尺神经位置表浅，易损伤。

3. 辨认肘肌　肘肌呈三角形，位于肘后区皮下，协助伸肘。

六、前臂后区的层次解剖

1. 剖开深筋膜　修整前臂后面和手背的浅筋膜，保留浅静脉和皮神经。剔除深筋膜，显露前臂后群肌。

2. 剖查前臂后群肌　前臂后群肌共有10块，可分浅、深二层：浅层肌起自肱骨外上髁，深层肌起自尺、桡骨及前臂骨间膜。剖查肌肉应注意避免损伤前臂后区血管神经束。

（1）清理辨认前臂后群浅层肌：自桡侧向尺侧依次为桡侧腕长伸肌、桡侧腕短伸肌、指伸肌、小指伸肌和尺侧腕伸肌。逐个分离修整。

（2）清理辨认前臂后群深层肌：在桡侧腕长伸肌、桡侧腕短伸肌与指伸肌之间钝性分离并尽量向两侧拉开浅层肌，显露深层肌。先找出包绕桡骨上段1/3的旋后肌，然后在旋后肌的下方，自桡侧向尺侧依次辨认拇长展肌、拇短伸肌、拇长伸肌和示指伸肌。

3. 查看骨间后血管神经 复查确认旋后肌，找出穿过旋后肌的骨间后神经（桡神经深支的延续）和伴行的骨间后动脉。

大致观察血管神经的分支分布。

七、复习思考题

1. 试述臂和前臂后面肌肉的名称、作用和神经支配。

2. 试述肱骨肌管的构成及通过的结构。

3. 桡神经损伤后有哪些表现？

第八章 腕和手的解剖（示教）

一、目的与要求

（一）腕部

1. 掌握腕前区深筋膜形成的屈肌支持带、腕管及通过韧带浅、深面的结构。

2. 掌握腕后区深筋膜形成的伸肌支持带、该韧带向深面形成的6个骨纤维管及管内通过的结构。

（二）手掌与手指掌面

1. 掌握手掌的层次结构及血管，神经的局部位置和分支分布范围。

2. 了解手掌皮肤、浅筋膜的特点及手掌筋膜。

3. 掌握掌腱膜及手掌筋膜鞘的构成、筋膜间隙的位置及交通。

（三）手背与手指背面

1. 了解手背皮肤及浅筋膜的结构特征。

2. 了解手背的筋膜间隙，手指腱滑液鞘及手掌滑液囊的形态特点。

3. 了解分布于手背的神经（桡神经浅支、尺神经手背支）的来源及其局部位置。

4. 了解手指背侧层次结构及指深肌腱的形态特点。

二、概　　述

（一）境界分区

腕介于前臂和手之间，可分为腕前区和腕后区。手可分为手掌、手背和手指。手掌部根据位置不同可分为鱼际、小鱼际和掌心三部分。

按解剖学特点，腕前区、手掌一起操作，腕后区、手背、手指一起操作。

（二）层次结构

皮肤、浅筋膜、深筋膜、肌肉、血管神经束。

（三）表面解剖

复查确认以下体表标志：肩胛冈、肩峰、肩胛骨脊柱缘、肩胛骨下角、肱骨内上髁、外上髁、尺骨鹰嘴、尺骨茎突、桡骨茎突。

"鼻烟窝"位于手背外侧部，是由拇长展肌腱、拇短伸肌腱和拇长伸肌腱以及桡骨茎突所形成三角形陷凹。窝底为手舟骨和大多角骨。窝内有桡动脉通过。舟骨骨折时，"鼻烟窝"可因肿胀而消失。此处也是切开拇伸肌腱鞘和结扎桡动脉的合理途径。

三、皮肤切口

自腕掌侧横行切口的中点到中指尖做一纵行切口。

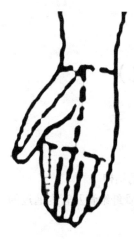

图8-1 腕和手皮肤切口

沿各指根部的连线做一横行切口（切口要浅）。

沿拇指根部做半环形切口。

沿拇指、示指掌面中线切至指尖（图8-1）。

因手掌皮肤厚而坚韧，剥离皮肤时须耐心谨慎，以免伤及深层结构。

四、腕前区、手掌及手指掌侧面的层次解剖

解剖前熟悉以下内容：

1. 手肌全部位于手掌侧，分为外侧群、中间群和内侧群。外侧群在手掌拇指侧形成一隆起，称鱼际；内侧群在小指侧形成一隆起，称小鱼际；中间群位于掌心。

2. 手掌部有2个供应手部血液的动脉弓：掌浅弓和掌深弓。掌浅弓主要来自尺动脉；掌深弓主要来自桡动脉。

3. 手掌面的神经分布来自尺神经和正中神经。前臂的正中神经及9条屈指肌腱通过腕管到达手掌。

4. 手掌深筋膜向第1、5掌骨发出纤维隔，形成外侧、中间、内侧3个筋膜鞘，容纳肌肉、血管和神经。

（一）解剖腕管

修洁腕前区的深筋膜，可见其特别增厚形成两条韧带，位于近侧的为腕掌侧韧带，远侧的为腕横韧带（屈肌支持带）。修整2条韧带的上、下缘，可见腕掌侧韧带的下份与屈肌支持带的上份纤维重叠，腕横韧带的纤维位于深面。

复认前臂前群各屈肌腱。辨认豌豆骨。

1. 剖察腕管的构成 进一步修洁屈肌支持带，其桡侧附着于手舟骨和大多角骨，尺侧附着于豌豆骨和钩骨，屈肌支持带与腕骨沟围成腕管。

2. 剖查腕管的内容 将探针插入屈肌支持带深面作保护，将其纵行切断，掀开支持带，确认腕管内容物：正中神经，拇长屈肌腱及其腱鞘，指浅、深屈肌腱及其腱鞘。注意观察拇长屈肌腱向远侧进入手掌外侧鞘，正中神经和指浅、深屈肌腱向远侧进入手掌中间鞘。

3. 观察腱滑膜鞘 包绕指浅、深屈肌腱表面的薄膜为屈肌总腱鞘，包绕拇长屈肌腱表面的薄膜为拇长屈肌腱鞘。用针尖轻轻挑起鞘膜注入水或空气，能更清楚地显示腱滑膜鞘包绕肌腱的范围。

（二）解剖腕尺侧管

沿豌豆骨的外侧缘纵行剪开腕掌侧韧带，即显露尺侧管，观察其构成：前为腕掌侧韧带，后为屈肌支持带，内侧为豌豆骨及尺侧腕屈肌腱，其内有尺血管和尺神经通过。

（三）观察手掌深筋膜

1. 手掌深筋膜内、外侧部分较薄，分别覆盖鱼际肌和小鱼际肌。

2. 掌心部较厚，有掌长肌腱加入，称掌腱膜，覆盖指浅、深屈肌腱，蚓状肌和血管、神经等。从前臂提起掌长肌沿着掌长肌腱追踪至掌腱膜。掌腱膜呈三角形，尖向近侧附着于屈肌支持带，远侧缘在掌骨头处分成4条纵束，续于第2～5指的腱纤维鞘。

3. 确认起自掌腱膜内侧的掌短肌，该肌止于皮肤。

（四）解剖掌腱膜

1. 在指根处横行切断掌腱膜伸向远侧的纵束，注意勿伤及深面的血管神经。

2. 用镊子提起掌腱膜侧缘仔细剥离掌腱膜，同时留心观察并切断由掌腱膜侧缘向深面发出的纤维隔，理解筋膜鞘的构成：掌腱膜尺侧缘向第5掌骨发出的掌内侧肌间隔，参与围成内侧筋膜鞘；掌腱膜桡侧缘向第1掌骨发出的掌外侧肌间隔，参与围成外侧筋膜鞘；掌腱膜深面即中间鞘。掌腱膜桡侧缘还发出掌中隔包绕示指屈肌腱和第1蚓状肌附着于第3掌骨。

3. 切断掌短肌并向内侧牵拉。

至此，掌腱膜已完全断离，将它与掌长肌腱一起翻向上方。

（五）游离尺动脉、掌浅弓和尺神经

1. 解剖尺动脉、掌浅弓

（1）找到豌豆骨，确认尺动脉与尺神经经豌豆骨桡侧、屈肌支持带浅面下行至手掌。

（2）在豌豆骨外下方找到尺动脉掌深支，它穿小鱼际肌进入掌深部（暂不追踪），尺动脉主干继续下行，续于掌浅弓。

（3）在腕部桡侧找出桡动脉掌浅支，追踪它穿入鱼际肌并在此与尺动脉终支吻合成掌浅弓。

（4）追踪掌浅弓发出的4条分支：1条小指尺掌侧固有动脉到小指尺侧缘，3条指掌侧总动脉在掌骨头平面各分成2支指掌侧固有动脉到第2、3、4、5相邻指的相对缘。追踪观察手指的指掌侧固有动脉。

2. 解剖尺神经　尺神经与尺动脉伴行，在豌豆骨外下方分成浅、深2支：深支与尺动脉掌深支伴行穿小鱼际肌进入掌深部（暂不追踪）；浅支与尺动脉伴行。追踪观察尺神经浅支的分支：在掌短肌深面的分支支配该肌，然后再分成2支，一支为小指尺掌侧固有神经，分布到小指掌面尺侧皮肤，另一支为指掌侧总神经，它又分为2支指掌侧固有神经，分布到小指桡侧和第4指尺侧皮肤。

（六）解剖正中神经及其分支

正中神经在屈肌支持带下缘附近发出分支：正中神经返支较细小但很重要，它行向外上进入鱼际肌，支配除拇收肌以外的鱼际肌。指掌侧总神经，有3支，发出细小分支支配第1、2蚓状肌，在掌骨头处各分为2支指掌侧固有神经，分布至桡侧3个半指的皮肤。剖查手指的指掌侧固有神经。

（七）剖查鱼际肌和小鱼际肌

1. 解剖鱼际肌　鱼际肌有四块。清理鱼际筋膜，暴露鱼际肌，注意保留正中神经返支。在浅层，外侧是拇短展肌，内侧是拇短屈肌，注意正中神经返支先经拇短屈肌表面，再经拇短屈肌与拇短展肌之间进入鱼际肌。在正中神经返支下方切断拇短展肌和拇短屈肌，翻开后观察，位于拇短展肌深面的是拇对掌肌，位于拇短屈肌深面的是拇收肌和拇长屈肌腱。观察拇收肌横头附着于第3掌骨。

2. 解剖小鱼际肌　小鱼际肌有三块。清除掌短肌和小鱼际筋膜，暴露小鱼际肌。确认位于浅层尺侧的小指展肌和桡侧的小指短屈肌。注意尺神经和尺动脉的深支经二肌之间进入掌深手部腱鞘及筋膜间隙部。切断小指展肌并翻开，可见位于其深面的小指对掌肌。

（八）剖查屈指肌腱和蚓状肌

在腕部和手掌纵行切开屈肌总腱鞘，暴露指浅、深屈肌腱，观察其位置关系。修洁观察4个精巧的蚓状肌，它们起于指深屈肌腱的桡侧，止于第2～5指的指背腱膜，能够屈掌指关节、伸指间关节。

（九）解剖指腱鞘

与手其他部位的腱鞘不同，指腱鞘包含腱纤维鞘和腱滑膜鞘两部分。腱纤维鞘是手指深筋膜附着于指骨侧缘、与指骨掌侧面围成的骨纤维通道，腱滑膜鞘包绕屈指肌腱穿行于腱纤维鞘内。纵行切开中指的腱纤维鞘，观察屈指肌腱的止端：指浅屈肌腱末端分成二股止于中节指骨侧缘，指深屈肌腱穿过指浅屈肌腱二股之间的裂孔止于远节指骨底。提起指浅、深屈肌腱，观察腱与指骨之间的腱系膜，它们由腱滑膜鞘返折形成。

（十）探查手掌筋膜间隙

手掌筋膜间隙位于掌中间鞘内、屈指肌腱及其总腱鞘深面。掌腱膜桡侧缘发出掌中隔包绕示指屈肌腱及第1蚓状肌附着于第3掌骨，从而将筋膜间隙分为桡侧的鱼际间隙和尺侧的掌中间隙。

1. 鱼际间隙　将示指屈肌腱及其蚓状肌牵拉向尺侧，观察掌中隔和拇收肌及其筋膜，确认鱼际间隙位于示指屈肌腱及其蚓状肌、掌中隔、拇收肌筋膜和外侧隔之间的潜在间隙。该间隙近侧为盲端，向远侧经第1蚓状肌鞘与示指背侧相通。

2. 掌中间隙　将中指和环指屈肌腱从中间向两侧分开，观察深面的骨间掌侧筋膜，确认掌中间隙位于中指、环指和小指屈肌腱及其蚓状肌、骨间掌侧筋膜、掌中隔和内侧隔之间的潜在间隙。注意观察该间隙向近侧经腕管与前臂屈肌后间隙相通，向远侧经第2、3、4蚓状肌鞘与第3、4、5指背侧相通。

（十一）解剖掌深层血管、神经和肌肉

1. 剖查掌深弓和尺神经深支

（1）剖查掌深弓：切断小指短屈肌并翻开，追踪尺动脉和尺神经深支进入掌深部，它们经骨间掌侧筋膜深面行向桡侧。切断拇收肌横头上部肌束，寻找从手背穿过第1掌骨间隙进入手掌的桡动脉，它分出拇主要动脉到拇指和示指桡侧缘，终末支与尺动脉深支吻合成掌深弓。追踪掌深弓发出的3条掌心动脉，它们注入指掌侧总动脉。

（2）追踪尺神经深支：它与掌深弓伴行，沿途分支支配小鱼际肌，第3、4蚓状肌，骨间肌和拇收肌。

2. 剖查骨间肌　包括3块骨间掌侧肌和4块骨间背侧肌。

（1）清除骨间掌侧筋膜，暴露骨间肌。

（2）确认3块骨间掌侧肌：它们位于第2掌骨的尺侧、第4、5掌骨的桡侧，止于近节指骨底和指背腱膜。骨间掌侧肌是收肌，能以中指长轴为中心，内收第2、4、5三指。

（3）确认4块骨间背侧肌：将手翻至背侧，除去肌表面的筋膜，观察骨间背侧肌。它们填充于手背面4个掌骨间隙，骨间背侧肌腱止于第2、3、4近节指骨底和指背腱膜。骨间背侧肌是展肌，能以中指长轴为中心外展第2、4指。

五、腕后区、手背、手指背面的层次解剖

（一）解剖伸肌支持带

剥离伸肌支持带，可见伸肌支持带向深面桡、尺骨发出5个纤维隔，形成6个骨纤维管道，由桡侧向尺侧依次通过：拇长展肌和拇短伸肌腱及腱鞘，桡侧腕长、短伸肌腱及腱鞘，拇长伸肌腱及腱鞘，指伸肌和示指伸肌腱及腱鞘，小指伸肌腱及腱鞘，尺侧腕伸肌腱及腱鞘，各腱均有滑膜鞘包绕。解剖时应注意拇长伸肌腱跨越桡侧腕长、短伸肌腱的情况。

（二）解剖手背、手指背面

1. 保留手背皮神经，清除浅筋膜，暴露深筋膜浅层，观察二者之间的手背皮下间隙。在腕背伸肌支持带下缘横切深筋膜，剔除手背深筋膜浅层，显露手背深筋膜深层，观察二者之间的手背腱膜下间隙。

2. 游离各肌腱　向下追踪各肌腱至手背，认清以下结构。

（1）"解剖学鼻烟窝"：追踪行向拇指的3条肌腱，确认"解剖学鼻烟窝"的三角形边界：桡侧界为拇长展肌腱和拇短伸肌腱；尺侧界为拇长伸肌腱；近侧界为桡骨茎突。在窝底找到桡动脉，向远端追踪直至它穿行第1骨间背肌入手掌。外展并后伸自己的拇指，在活体上确认"解剖学鼻烟窝"的位置，触摸感觉其境界内的桡动脉搏动。

（2）观察指伸肌腱：注意在手背近掌骨头处，指伸肌腱之间有横向腱束相连。剖查中指的指伸肌腱，在掌骨头处，指伸肌腱扩展成指背腱膜包绕近节指骨背面，其远侧分为3束，中间束止于中节指骨底，二侧束在远侧合并，止于远节指骨底。

（3）在指两侧检查指背动脉和指背神经。

六、观察示教标本

在示教标本上，观察骨间掌、背侧肌的位置、起点和止点，特别是它们的止腱与蚓状肌的止腱参与指背腱膜的情况，理解它们的作用。

七、观察指腹解剖特点

横切一个指腹的皮肤皮下组织直至指骨，观察指腹软组织被许多起于指骨膜终于皮肤的纤维束分成若干小房，并充满脂肪组织。

八、复习思考题

1. 试述手掌由浅入深的层次结构。

2. 试述手掌中间鞘的构成。

3. 试述"鼻烟窝"的构成。

第九章　颈部浅层结构

一、目的与要求

1. 了解颈部的境界与分区。

2. 掌握颈部的表面解剖及重要结构的体表投影。

3. 了解颈部浅层结构中的浅静脉和皮神经。

4. 掌握颈部筋膜的层次、附着和筋膜间隙及其交通。

二、概　　述

颈部位于头部、胸部和上肢之间。

颈部前方正中有呼吸道和消化道的颈段；两侧有纵向走行的大血管和神经；后部正中有脊柱颈部；颈根部除有斜行于颈部和上肢之间的血管神经束外，还有胸膜顶和肺尖突入。

颈部各结构之间有疏松结缔组织填充，形成诸多的筋膜间隙。

（一）境界分区

1. 境界　上界：下颌骨下缘、下颌角、乳突尖、上项线和枕外隆凸。下界：胸骨柄切迹、胸锁关节、锁骨上缘和肩峰至第7颈椎棘突。

2. 分区　分为固有颈部和项部。

（1）固有颈部：两侧斜方肌前缘之前和脊柱前方的部分，即通常所说的颈部。固有颈部又分为颈前区、胸锁乳突肌区、颈外侧区。

1）颈前区：颈前正中线、下颌骨下缘、胸锁乳突肌的前缘之间。

颈前区以舌骨为界，分为舌骨上、下区。

舌骨上区有左右下颌下三角和颏下三角；舌骨下区有左右颈动脉三角和肌三角。

2）胸锁乳突肌区：胸锁乳突肌覆盖的区域。

3）颈外侧区：胸锁乳突肌的后缘、斜方肌前缘、锁骨上缘之间。

颈外侧区以肩胛舌骨肌为界，分为枕三角、锁骨上三角（锁骨上大窝）。

（2）项部：两侧斜方肌前缘之后和脊柱后方的区域。

（二）层次结构

在层次结构上，颈部由浅入深依次是皮肤、浅筋膜、深筋膜、肌层及血管、神经。本次课操作仅涉及皮肤、浅筋膜及浅筋膜内的皮神经和血管。

（三）表面解剖

1. 下颌骨下缘　与头部的U形分界线，中间是颏隆凸。

2. 下颌角　下颌体与下颌支的后缘交汇处，有明显的性别差异。

3. 乳突　耳垂的后方。

4. 舌骨　颏隆凸的下方，向两侧可以扪及舌骨大角。

5. 甲状软骨　舌骨与环状软骨之间，上端向前突出为喉结。

6. 环状软骨　甲状软骨下方，可计数气管环。

7. 胸骨上窝　颈静脉切迹的上方的凹陷。

三、皮肤切口

标本仰卧位，用木枕将肩垫高，使头尽量后仰。

自颏下至胸骨柄上缘沿颈前正中线做一纵行切口。

自切口上端，沿下颌骨下缘向外后，经下颌角和耳郭下方延至乳突根部（图9-1）。注意切口要浅，不要切及颈阔肌。

四、层次解剖

（一）皮肤

将皮肤自中线向两侧翻开，至斜方肌前缘止。剥离皮肤时，切勿过深，以免损伤颈阔肌。

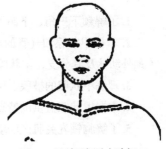

图9-1　颈部浅层皮肤切口

（二）浅筋膜

1. 剖查颈阔肌　观察其纤维走向和起止。然后，沿锁骨将此肌起点处切断（切口勿深），揭起，向上剥离，翻至下颌体下缘。游离颈阔肌时，注意勿伤紧贴其深面的颈丛皮支、面神经颈支、下颌缘支和浅静脉等。

2. 剖查浅静脉

（1）颈外静脉：在胸锁乳突肌浅面暴露颈外静脉，向上追踪到下颌角，向下追踪到它穿深筋膜处。寻找沿颈外侧浅淋巴结，并尽量原位保留。

（2）颈前静脉：在颈前正中线两侧浅筋膜内寻找颈前静脉，追踪其下端经胸锁乳突肌深面汇入颈外静脉。

在胸骨柄上方2～3cm以内处，切开颈筋膜浅层，观察胸骨上间隙及连接两侧颈前静脉的静脉弓。

3. 剖寻皮神经　在胸锁乳突肌后缘中点附近的浅筋膜内寻找由此浅出的颈丛皮支，呈放射状排列的枕小神经、耳大神经、颈横神经和锁骨上神经。

（1）耳大神经：粗大，沿胸锁乳突肌表面垂直上行，追至耳郭即可。

（2）颈横神经：沿胸锁乳突肌表面横行向前，追至正中线附近。

（3）锁骨上神经：分为3～4支，可在锁骨外侧2/3段上方的浅筋膜内寻找，再向上追其主干。

（4）枕小神经：沿胸锁乳突肌后缘上1/3处寻找，位置较深，位于耳大神经和枕大神经之间。因其勾绕副神经，在暴露枕小神经时，注意勿伤副神经。

4. 清理浅筋膜　注意保留已找到的皮神经和浅静脉。

五、复习思考题

1. 试述颈部的分区。

2. 试述颈丛皮支浅出的部位及分布。

第十章　颈前区、胸锁乳突肌区的深层解剖

一、目的与要求

1. 了解颏下三角、下颌下三角、颈动脉三角的境界、内容、毗邻关系。

2. 掌握甲状腺和气管的局部位置及手术入路的层次和主要神经（迷走神经及分支）及血管（颈外动脉及其分支，甲状腺的动、静脉）的毗邻。

3. 理解甲状腺的被膜、甲状旁腺的局部位置。

4. 掌握甲状腺血供的特点及甲状腺下动脉的变异。

5. 了解胸锁乳突肌区的境界、内容、毗邻关系。

二、概　　述

（一）境界分区

1. 境界　颈前区的前内侧界为颈前正中线，上界为下颌骨下缘，外侧界为胸锁乳突肌前缘。

胸锁乳突肌区指胸锁乳突肌所覆盖的区域。

2. 分区　颈前区以舌骨为界，分为舌骨上区和舌骨下区；舌骨上区含颏下三角和左右下颌下三角；舌骨下区含左右颈动脉三角和肌三角。

（二）层次结构

深层结构包括深筋膜、肌肉、血管神经束。

（三）表面解剖

复查下颌骨下缘、下颌角、乳突、舌骨、甲状软骨、环状软骨、胸骨上窝等。

三、颏下三角的层次解剖

1. 在颏下三角寻找小的颏下淋巴结，观察后可摘除。

2. 修洁此三角的深筋膜，查看二腹肌前腹和构成此三角底而位于二腹肌前腹深面的下颌舌骨肌。

四、下颌下三角的层次解剖

（一）剖查下颌下腺

下颌下腺表面有颈筋膜浅层包裹形成的鞘，将其剖除，观察其（浅部）形态、位置和毗邻结构。

1. 在下颌下腺（浅部）表面或附近，可见到几个下颌下淋巴结及越过腺浅面的面静脉。向下追踪面静脉，见其与下颌后静脉的前支汇合后，注入颈内静脉。

2. 将下颌下腺（浅部）翻向上，若腺体较大妨碍解剖视野，也可将其摘除，修洁二腹肌后

腹和茎突舌骨肌，查看下颌下腺的境界。

（二）修洁和观察二腹肌后腹和茎突舌骨肌

茎突舌骨肌的止端被二腹肌中间腱穿过。

（三）剖查面动脉

向下轻轻牵拉下颌下腺，在腺体与下颌骨下缘之间寻找面动脉，它行经腺体的深面，至咬肌前缘处越过下颌骨体的下缘，与面静脉伴行入面部。向后一直追到动脉起于颈外动脉前缘。

（四）剖查舌下神经

切断二腹肌前腹的起始段，将其翻向上，修洁下颌舌骨肌，沿正中线及舌骨体切断下颌舌骨肌的附着点，向上翻，暴露舌骨舌肌，在其表面寻找舌下神经。

沿舌下神经向后上追踪，寻找颈袢上根。

（五）剖查舌动脉

在舌骨大角上方与舌下神经之间寻找舌动脉。

五、颈动脉三角及胸锁乳突肌区的层次解剖

（一）观察颈筋膜浅层

颈筋膜浅层包绕胸锁乳突肌，在此肌的后缘，延续覆盖着颈外侧区，向后到达斜方肌前缘并包裹该肌。

（二）修洁胸锁乳突肌

修洁胸锁乳突肌表面及其前、后缘，保留皮神经和颈外静脉，在胸锁乳突肌的起始部，横断该肌，逐步向上翻开。

（三）查看颈动脉鞘

它自颅底延至颈根部，包裹颈部血管主干和迷走神经。辨认聚集于鞘外面的颈外侧深淋巴结。

（四）追踪颈袢

在颈动脉鞘前壁的浅面找到颈袢和它的上、下根，二根下行至肩胛舌骨肌中间腱上缘处合成颈袢。寻找颈袢发出支配舌骨下肌群的分支。

（五）剖查颈动脉鞘

纵行切开颈动脉鞘，探查鞘内结构。

1.颈总动脉位于内侧 它在甲状软骨上缘水平分为颈内、外动脉。

（1）颈动脉窦：在颈总动脉分为颈内、外动脉处，查看颈总动脉末端或颈内动脉起始处血管壁局部膨大的颈动脉窦。

（2）颈动脉小球：它位于颈总动脉分叉处的后方，为一高粱米粒大的褐红色小体，外有纤维被囊，注意上两结构处有神经上行，它是舌咽神经的颈动脉窦支，如见到应予保留。

2.解剖并观察颈外动脉在三角内向前发出的分支 由下向上依次为甲状腺上动脉、舌动脉和面动脉。

（1）甲状腺上动脉：平甲状软骨上缘起自颈外动脉，向前下方到甲状腺侧叶的上端。

（2）舌动脉：在舌骨大角平面起于颈外动脉，在舌下神经的深面，向前上呈弓形，经舌骨舌肌的深面入舌。

（3）面动脉：可单独起于颈外动脉，或与舌动脉共干发出，上行于下颌下腺的深面。

3. 颈内静脉位于外侧 二者间的后方有迷走神经主干。

查看此处颈内静脉的主要属支：面静脉和甲状腺上、中静脉。

4. 迷走神经 将颈内静脉和颈总动脉分别牵拉向两侧，在颈动脉鞘内深处寻找迷走神经。

（1）喉上神经：用手触摸舌骨和甲状软骨，在它们之间找到喉上神经。

（2）心支：仔细解剖出由迷走神经干发出的细小心支，这些心支向下入胸腔参与构成心丛。

（六）剖查颈交感神经干

将颈动脉鞘及颈总动脉向外侧牵开，可看到颈部深层肌的表面有一层椎前筋膜。剥开这层椎前筋膜找颈交感神经干，并向上追踪到颈上神经节（梭形，第2、3颈椎横突前方），颈中神经节很小（第6颈椎横突前），颈胸神经节位置很深，暂不观察。

六、肌三角的层次解剖

肌三角中的甲状腺是颈部最常进行手术的部位，解剖时应特别注意。解剖肌三角，追踪血管、神经时，常需超越肌三角的范围。

（一）修洁舌骨下肌群

被气管前筋膜包裹，沿颈前正中线用镊尖提起筋膜，轻轻纵行划破。分离并观察舌骨下肌群，位于浅层的是胸骨舌骨肌和肩胛舌骨肌上腹，深层的是胸骨甲状肌和甲状舌骨肌。

清理肌周围的筋膜，并将该肌群附着于胸骨的一端切断向上翻。

（二）解剖甲状腺及气管

将胸锁乳突肌、胸骨舌骨肌和胸骨甲状肌向上翻起，上翻胸骨甲状肌时，用刀柄伸入该肌深面，轻轻使之与甲状腺分离，暴露出甲状腺及气管。

1. 观察甲状腺 甲状腺由2个侧叶和1个峡部形成，常可见由峡部向上伸出的锥体叶。峡部多正对第2～4气管软骨环的前方。

2. 剖查甲状腺被膜 在甲状腺侧叶表面切开气管前筋膜形成的甲状腺鞘（假被膜），由侧叶上极向上剥离筋膜，进入鞘囊间隙，再切开甲状腺的纤维外膜（真被膜），暴露甲状腺实质。

3. 剖查甲状腺侧叶上极附近的血管及相关神经

（1）甲状腺上动静脉：在侧叶上极附近剖查甲状腺上动脉，追踪至发自颈外动脉处；伴行的甲状腺上静脉则汇入颈内静脉。

（2）喉上动脉及喉上神经（内支）：在舌骨大角和甲状软骨之间剖出喉上动脉及其上方伴行的喉上神经内支，二者同穿甲状舌骨膜入喉。

（3）喉上神经外支：在甲状腺上动脉的后内侧找到伴行的喉上神经的外支，它经肩胛舌骨肌和胸骨甲状肌上部的深面到环甲肌。

4. 剖查甲状腺中静脉 在甲状腺侧叶的中、下1/3交界处附近，查看有无甲状腺中静脉（可切断或去除），向外侧注入颈内静脉。

　　5. 剖查甲状腺下动脉　将甲状腺侧叶翻向内侧，暴露甲状腺侧叶后面，在甲状腺下极附近寻找甲状腺下动脉。它自颈总动脉后方弓形走向内侧，至甲状腺侧叶中部的深面，分数支入腺。

　　追寻该动脉至颈动脉鞘后方，其起点暂不解剖。解剖动脉时，注意勿伤与其关系密切的喉返神经。

　　6. 寻找喉返神经　将甲状腺侧叶的后部尽量向前内方牵开，该神经一般在气管和食管之间的沟中上行，在甲状腺侧叶的深面与甲状腺下动脉交叉，它常分前、后两支入喉。

　　注意喉返神经在进喉前的分支情况，观察它与甲状腺下动脉交叉时的位置关系。

　　7. 甲状腺最下动脉　在峡部下方，查看有无甲状腺最下动脉。它起自头臂干或主动脉弓，在气管前面上行至甲状腺峡部。并注意查看有无甲状腺最下静脉。

　　8. 甲状腺下静脉　在甲状腺侧叶下极寻找甲状腺下静脉，它常有数条或集成单干，由甲状腺下极经气管前面，注入头臂静脉。

　　9. 寻找甲状旁腺　翻开甲状腺侧叶，在它的后缘寻找甲状旁腺，并结合示教标本进行观察。

　　10. 观察气管颈部、食管颈部以及其周围结构　大部分已解剖出，按讲义内容观察它们的位置及毗邻关系。

七、复习思考题

　　1. 试述颈动脉鞘的内容。

　　2. 试述颈外侧动脉的分支。

　　3. 试述甲状腺的位置与毗邻。

　　4. 试述甲状腺的血管与神经的关系。

　　5. 试述颈部气管切开的层次。

第十一章　颈外侧区、颈根部的深层解剖

一、目的与要求

1. 了解颈根部的范围、内容和毗邻。

2. 了解枕三角和锁骨上三角的境界、内容和毗邻。

3. 了解颈根部与胸及上肢的位置连属关系。

4. 理解臂丛的组成及局部位置。

5. 理解椎动脉三角的组成及其内容结构的局部位置。

6. 掌握副神经的行径及其局部的定位标志。

7. 掌握以前斜角肌为中心的结构毗邻。

二、概　　述

（一）境界分区

1. 境界　颈外侧区是由胸锁乳突肌后缘、斜方肌前缘和锁骨中份围成的区域；颈根部则是指颈部和胸部之间移行的部位，没有绝对的界限。

2. 分区　颈外侧区以肩胛舌骨肌为界，分为枕三角和锁骨上三角（锁骨上大窝）。

（二）层次结构

深层结构包括深筋膜、肌肉、血管神经束。

（三）表面解剖

复查下颌骨下缘、下颌角、乳突、舌骨、甲状软骨、环状软骨、胸骨上窝等。

三、颈外侧区的层次结构

（一）确认颈外侧区的境界

将胸锁乳突肌放回原位，观察颈外侧区的境界是由胸锁乳突肌后缘、斜方肌和锁骨中1/3上缘围成的，被肩胛舌骨肌下腹分成枕三角、锁骨上三角。

（二）剖查副神经

清除枕三角的深筋膜浅层，在胸锁乳突肌上部前缘的深面，可找到进入该肌的副神经。副神经分支支配此肌后，再自此肌后缘中点稍上方穿出，进入颈外侧区，沿该神经追踪至其进入斜方肌处。

（三）辨认前、中、后斜角肌和前中斜角肌之间的斜角肌间隙

间隙内有臂丛和锁骨下动脉通过。

锁骨下静脉在前斜角肌和锁骨之间通过。

（四）解剖颈丛和膈神经

将椎前筋膜稍加剔除，暴露出颈丛的穿出处。沿前斜角肌表面，寻找斜向下行的膈神经，它与位于其内侧的迷走神经一起经锁骨下动、静脉之间进入胸腔。并注意有无副膈神经。

（五）检查臂丛

在前斜角肌的外侧查看臂丛的3个干：沿上干向上在斜角肌间隙追踪到第5～6颈神经前支，中干向上是第7颈神经前支，下干向内侧是第8颈神经和第1胸神经前支。再由3个干向远侧追查各干分成的前、后股，这些股再合成内外后束，进入腋窝。

注意剖查臂丛的锁骨上分支：

1. 肩胛上神经 发自上干，伴肩胛上动脉向后外走行。

2. 肩胛背神经 发自第5颈神经根，穿中斜角肌，经肩胛提肌深面走行，支配肩胛提肌和菱形肌。

3. 胸长神经 发自第5、6、7颈神经根，在臂丛与中斜角肌之间向下行，经第1肋外侧进入前锯肌。

（六）解剖锁骨下动、静脉

锁骨下动脉紧贴臂丛前下穿出斜角肌间隙，经锁骨后方进入腋窝。锁骨下静脉则在前斜角肌前方汇入静脉角，末端收集颈外静脉。

四、颈根部的层次解剖

（一）截除锁骨

分别从胸锁关节、肩锁关节断开锁骨。

（二）观察椎动脉三角及内容

1. 确认境界 位于胸锁乳突肌下份深面，下界是锁骨下动脉第一段，外界是前斜角肌内侧缘，内侧界是颈长肌外侧缘。

2. 确认内容结构 椎动脉、椎静脉、颈动脉鞘及交感干。

（三）剖查静脉角与淋巴导管

在颈根部，前斜角肌内侧缘，颈内静脉与锁骨下静脉汇合形成静脉角。

在左静脉角仔细寻找胸导管末端。横过颈动脉鞘后方，转向前注入静脉角，外形类似于静脉，壁薄呈串珠状。

在右静脉角寻找右淋巴导管，1cm左右，时有缺如。

（四）追踪膈神经和迷走神经

在前斜角肌表面复查膈神经，在其内侧追踪迷走神经。右迷走神经越过右锁骨下动脉前方进入胸腔，并发出右喉返神经勾绕右锁骨下动脉，进入气管食管旁沟。

（五）解剖锁骨下动脉

弓形通过颈根部。第一段位于前斜角肌内侧，第二段位于前斜角肌后方，沿臂丛下干前面穿出斜角肌间隙，第三段在前斜角肌外侧。

注意剖查锁骨下动脉第一段的分支：

1. 甲状颈干 紧靠前斜角内侧、椎动脉外侧。由锁骨下动脉的上壁发出，较短，上行分为数支。

（1）1支横向内侧的甲状腺下动脉。

（2）2支横向外侧，上支为颈横动脉，进入斜方肌深面，常分出肩胛背动脉至肩胛提肌和菱形肌；下支为肩胛上动脉，跨至肩胛骨背面。

2. 椎动脉 在甲状颈干的内侧，寻找椎动脉，它在前斜角肌内侧缘，由锁骨下动脉的上壁或后壁发出，位置深，向上向内进入第六颈椎的横突孔。

3. 胸廓内动脉 在锁骨下动脉的下缘与椎动脉起点相对应处，寻找胸廓内动脉，它向前下行进入胸腔。

4. 肋颈干 起自锁骨下动脉的第一或二段的后壁，位置很深，可不必追踪。

（六）探查胸膜顶

用两根手指在锁骨下动脉后下方触摸胸膜顶，理解其位置并查看其毗邻。

五、复习思考题

1. 试述颈袢的形成及位置。

2. 试述颈动脉鞘及其内容。

3. 试述颈丛的位置及分支。

4. 试述颈根部的概念。

5. 试述胸膜顶的位置。

6. 试述斜角肌间隙的位置、构成及穿行结构。

7. 试述臂丛颈部的行程。

第十二章 胸壁（二）：胸廓、肋间隙、膈及胸膜、肺

一、目的与要求

1. 掌握肋间神经、血管在肋间隙不同局部的走行及应用意义。
2. 了解胸廓内动脉的行程及胸内筋膜的分布。
3. 了解膈的位置、分部，掌握膈裂孔的位置及穿行结构。
4. 掌握胸膜的分部、胸膜腔和胸膜隐窝的构成、胸膜顶和肋膈隐窝的位置和临床意义。
5. 掌握壁胸膜反折线的体表投影。
6. 掌握肺的位置和体表投影。
7. 掌握肺门的走行结构、肺根的构成及结构的毗邻。
8. 了解支气管肺段的概念。

二、概　　述

（一）境界分区

胸廓和软组织构成胸壁，胸壁和膈构成胸腔。胸腔正中被纵隔占据，纵隔两侧是肺，其表面有胸膜和胸膜腔。

胸廓除保护和支持胸腹腔器官外，主要参与呼吸运动。胸膜则分为脏、壁两部分，二者在肺根处相互移行，形成肺韧带；肺的内容，大部分已在系统解剖学中学习过。

（二）层次结构

胸壁由皮肤、浅筋膜、深筋膜、胸廓外肌层、胸廓、肋间肌以及胸内筋膜等构成，本次仅解剖胸廓、肋间肌以及胸内筋膜。

（三）表面解剖

复查颈静脉切迹、胸骨角、剑突、锁骨、喙突、肋和肋间隙、肋弓、乳头等。

三、胸前外侧壁浅层肌的层次解剖

胸大肌、胸小肌已切断翻开。修洁前锯肌、腹外斜肌和腹直肌在胸部的起始部位，并剥离前锯肌在第1～7肋骨起点，再剥离第5～6肋骨腹外斜肌的起点，注意前锯肌下部与腹外斜肌肌齿相互咬合。分别把前锯肌和腹外斜肌翻向外和内下方。

清理结缔组织，充分显露肋和肋间隙的结构。

四、肋间隙的层次解剖

1. 剖查肋间外肌　在肋间隙观察肋间外肌至肋软骨处移行为肋间外膜。选择第3～4肋间隙，沿肋骨下缘切断肋间外肌的起点，不可过深。可先自肋间隙前端把镊子柄插入肋间外肌深面与肋间内肌之间，向外后边分离边切断肋间外肌边翻向下。

2. 剖查肋间内肌 观察肋间内肌的纤维与肋间外肌纤维方向的不同。

3. 剖查肋间血管神经 在肋下缘轻轻切开一段肋间内肌，找出肋间神经，动脉和静脉，并注意它们的排列关系。

五、打开胸前外侧壁

1. 离断胸锁关节（已在颈部操作）。

2. 切断肋间肌 沿腋中线自上而下将第1～10肋间隙的肋间肌逐一剔除，宽度以能伸入肋骨剪剪断肋骨为宜，不可过宽。注意剔除时，不要损伤深面的壁胸膜。

第1肋间隙的肋间肌剔除到胸骨旁。

在剪断肋骨之前，将手指深入到已剥除肋间肌的各肋间隙，向深面钝性按压，将贴在胸壁内面的壁胸膜推开，使之与胸内筋膜分离。注意，壁胸膜很薄，极易被压破，尽量保证其完整。

3. 剪断肋骨 用肋骨剪尖端弯曲的一半插入到肋骨与被推开的壁胸膜之间，将第1～10肋骨剪断。注意，不要被肋骨断端刺伤手指。

第一肋在前斜角肌附着处的内侧剪断。

4. 切断两侧的胸廓内血管 在第1肋的上缘，距该血管起始点2cm处将其剪断，使其远侧附于胸前壁，并用手指或刀柄分离胸骨柄后方的结缔组织。

5. 掀开胸前外侧壁 一手提胸骨柄，另一手将胸骨和肋深面的壁胸膜推开，尽量保证壁胸膜完整。

6. 切断膈的前部起点 掀至剑胸结合高度，可见膈的前部起点，在起点后方1cm处将其切断，向两侧直至腋中线，将胸前外侧壁翻下。

六、胸前外侧壁内面的层次解剖

1. 剖查胸内筋膜和胸横肌 衬于胸前外侧壁内面的结缔组织就是胸内筋膜，观察其配布；透过筋膜可见贴于胸骨体和肋软骨的胸横肌，观察其起止和走行。

2. 剖查胸廓内动静脉及胸骨旁淋巴结 在胸骨体两侧，沿肋软骨修洁其主干至第6肋间隙，可见分支为肌膈动脉和腹壁上动脉。在其周围可见胸骨旁淋巴结。

七、胸膜腔探查

1. 观察胸腔的分部和内容 在已掀开胸前外侧壁的胸腔内，可见位于胸腔中部由心、心包及出入心的大血管、气管、食管等构成的纵隔和两侧容纳肺、胸膜腔的左右肺区。观察胸膜顶和左右胸膜前界的位置。

2. 观察上、下胸膜间区 在两侧胸膜前界的上段、下段，各有一个三角形的无胸膜区。

（1）上胸膜间区（胸腺三角）：为胸腺或脂肪组织所填充。

（2）下胸膜间区（心包三角）：内有心和心包，在此心包的前面没有胸膜覆盖而直接与胸骨相邻。

3. 切开壁胸膜 沿锁骨中线在第2～6肋高度之间将肋胸膜做"工"字形切口，打开胸膜腔。

4. 探查壁胸膜分部及反折线

（1）将手伸入切口，探查壁胸膜各部。其中胸膜顶突入到颈根部，探查其位置与颈根部大血管、臂丛的毗邻。

（2）将手伸入探查壁胸膜各部的反折线。

1）胸膜前界：肋胸膜前缘与纵隔胸膜前缘的反折线。

2）胸膜下界：肋胸膜下缘与膈胸膜之间的反折线。

将胸前外侧壁复位，验证胸膜前、下界的体表投影。

5. 探查胸膜隐窝　用手在胸膜腔内探查，可发现胸膜顶、左右胸膜前反折线是与肺紧贴的。但在有些地方，即使深吸气也不能被肺组织填满，这些位置称为胸膜隐窝。主要有：

（1）肋膈隐窝：最大的隐窝，是因为肺的下缘不能深入到胸膜的下反折线所形成。

（2）肋纵隔隐窝：位于肋胸膜前缘与纵隔胸膜前缘转折处，左侧较为明显，因为肺没有覆盖心包的部分形成了肺的心切迹而形成。

6. 探查肺韧带　沿着胸膜前界、下界和腋中线剪除肋胸膜的前部，一手提起肺底，另一手在肺根下方、纵隔胸膜的外侧探入胸膜腔，拇指在前，其他手指在后，可以摸到张于纵隔与肺之间的额状位的脏、壁胸膜的移行部，即肺韧带。

八、肺的剖查

1. 原位观察　观察两肺的位置、分叶和形态。

2. 探查肺的前界及下界的反折线　肺前界与胸膜前界体表投影大体一致；肺下界的体表投影高于胸膜下界的体表投影。

3. 取肺　一手自肺前缘沿纵隔伸入，将肺拉向外侧，另一手摸清肺韧带，在紧靠肺门处自上而下切断肺根各结构和肺韧带（尽量靠近肺门，以便于纵隔的解剖），取出左右肺。

切时，注意逐一观察、鉴别组成肺根的各结构并做好标记。

取出后，复查肺门结构，总结对比其排列顺序。

九、胸后壁内面的层次解剖

选择胸后壁内面第5或第6肋间隙，剔除该肋间隙的肋胸膜。

1. 观察位于肋角内侧的肋间内膜、肋间神经和肋间后血管，并观察自肋角处开始出现的肋间最内肌。

2. 用刀尖沿肋骨下缘轻轻划开肋间最内肌，观察并钝性分离位于肋间最内肌与肋间内肌之间的肋间后静脉、动脉和肋间神经。

3. 在肋角附近清理出肋间后动脉发出的上、下支。

4. 观察血管、神经在肋角内、外侧的位置关系。

十、复习思考题

1. 试述整个胸壁的层次结构。

2. 试述肋间隙的结构。

3. 试述前、下胸膜反折线。

4. 试述肺根的结构排列。

第十三章 纵隔的解剖

一、目的与要求

1. 了解纵隔的位置、境界和分区。

2. 上纵隔

（1）了解胸腺的位置、毗邻和上腔静脉及其属支。

（2）了解主动脉弓的位置、毗邻和三大分支。

（3）掌握动脉韧带的位置及临床意义。

（4）了解迷走神经、膈神经、气管、食管和胸导管的排列关系。

3. 下纵隔

（1）掌握心包腔的构成和心包斜窦、横窦、前下窦的位置和临床意义。

（2）掌握心的体表投影及其临床意义。

（3）了解奇静脉、半奇静脉的行程以及与食管静脉的关系。

（4）了解纵隔间隙和纵隔内淋巴结的位置。

二、概　　述

1. 境界　　纵隔是左右纵隔胸膜之间所有组织、器官、结构的总称，呈矢状位，位于胸腔正中偏左，其前界为胸骨后面；后界为脊柱前面；两侧为纵隔胸膜；上为胸廓出口；下为膈。

2. 分区　　通常采用四分法，以胸骨角和第4胸椎体的下缘为平面，将纵隔分为上纵隔和下纵隔。下纵隔又以心包前后壁为界分为前纵隔、中纵隔和后纵隔。

三、纵隔整体观的层次解剖

操作以钝性分离为主，主要是观察和修洁。

切除左右两肺后，留在胸腔中央的长条状结构就是纵隔。是许多器官以疏松结缔包裹的综合体。

（一）左纵隔侧面观

1. 中间是肺根。

2. 前下方是心包。

3. 上方是主动脉弓、左锁骨下动脉、胸导管。

4. 后方是胸主动脉、食管、迷走神经。

5. 后外方是胸交感干、内脏大神经和肋间血管神经。

6. 前方是膈神经和心包膈血管。

（二）右纵隔侧面观

1. 中间是肺根。

2. 前下方是心包。

3. 上方是上腔静脉、奇静脉弓、气管。

4. 后方是奇静脉。

5. 前方是膈神经和心包膈血管。

6. 后外方是胸交感干、内脏大神经和肋间血管神经。

四、上纵隔的层次解剖

（一）胸腺

在上纵隔最前方的上胸膜间区剖查胸腺，观察其位置、形态分叶，然后摘除（童年胸腺发达，成年后退化，大部分为脂肪组织代替，可在脂肪中寻找残存的腺体组织）。

（二）头臂静脉和上腔静脉

颈内静脉和锁骨下静脉在胸锁关节后方合成头臂静脉。清理并注意其属支甲状腺下静脉。沿左右头臂静脉向下清理上腔静脉。

（三）主动脉弓及其三大分支

将左头臂静脉中部切断，翻向两侧，清理主动脉弓及其向上发出的头臂干、左颈总动脉和左锁骨下动脉。

（四）膈神经和心包膈血管

撕去纵隔胸膜，在右侧沿上腔静脉和右肺根前方；在左侧则于左颈总动脉与左锁骨下动脉之间及左肺根的前方，寻找右、左膈神经及与之伴行的心包膈血管。

膈神经向上追踪到颈根部，向下追踪到膈；心包膈血管向下清理一段即可。

（五）迷走神经及其分支

左右迷走神经行程不同。

1. 左迷走神经　在主动脉弓左前方寻找，向下清理到肺根后方。沿途清理出分支。

（1）左喉返神经：在主动脉弓前下方发出，绕至主动脉弓后方。

（2）左支气管支：至肺根。

（3）左胸心支：至主动脉弓下后方。

（4）左食管支：至食管前面。

2. 右迷走神经　将下腔静脉推向左侧，在气管右侧的结缔组织中寻找，向下清理到肺根后方。沿途清理出分支。

（1）右喉返神经：在右锁骨下动脉前方或下缘处寻找，观察其勾绕动脉的情况。

（2）右支气管支：同左侧。

（3）右胸心支：同左侧。

（4）右食管支：不必追查。

（六）肺动脉

清理肺根处的左右肺动脉，追踪至肺动脉分叉处。

（七）动脉韧带和动脉导管三角

在主动脉弓下方，左喉返神经内侧，用镊子钝性分离从主动脉弓下缘连至肺动脉分叉处稍左侧的结缔组织束，这就是动脉韧带。

确认该动脉位于左膈神经、左迷走神经和左肺动脉围成的区域里，即动脉导管三角。

（八）气管和左右主支气管

在头臂干与左颈总动脉起点之间切断主动脉弓，翻向两侧，推开其后方的右肺动脉，观察气管的位置和毗邻，气管叉的形态及差异。

五、中纵隔的层次解剖

（一）观察心包

观察心包的形态，纤维心包向上、下延续的情况。复查心包裸区（下胸膜间区）。

（二）探查心包腔

标本心包腔内有胶冻样物质，是心包液沉淀凝结而成，需清除。

1. 沿心包的上附着线做弓形切口，再沿两侧缘各做纵行切口，把它的前壁下翻，显露心包腔。

2. 观察心脏的胸肋面，可见左右心耳、左右心室、肺动脉根和升主动脉。

3. 确认探查心包横窦 把手指从左侧伸入到肺动脉、升主动脉后面，该手指可从升主动脉右缘与上腔静脉之间穿出，在升主动脉、肺动脉根、上腔静脉与左心房前壁之间的间隙即心包横窦。

其大小可容纳一示指，在心脏及大血管手术时，可在此处钳夹升主动脉和肺动脉，以暂时阻断血流。

4. 确认探查心包斜窦 把心尖抬起，以手指伸入到心脏后面，可以探明左右肺静脉、下腔静脉之间的间隙即心包斜窦。

心包积液在此斜窦时，不宜引流。

5. 确认探查心包前下窦 心包壁层的前壁与下壁的移行处，与心脏之间形成较大的心包前下窦。

此处不被心脏充满，为心包穿刺处。

（三）剖查心包腔内出入心的大血管

1. 将心包前壁掀起，在心的上方，由右向左排列为上腔静脉、升主动脉、肺动脉干。

2. 把心提起，在右下方可观察到下腔静脉穿心包注入右心房，两侧注入左心房的左右肺上、下静脉。

（四）原位观察心

观察心的位置、形态及毗邻。

（五）取心

在心包内切断上腔静脉、升主动脉、肺动脉干、下腔静脉和左右肺上、下静脉，将心取出。

六、后纵隔的层次解剖

（一）食管、左喉返神经和迷走神经前、后干

1. 食管　将气管和主支气管推向一侧，暴露食管。

2. 左喉返神经　在左侧气管食管沟清理该神经，向下至其发出处。

3. 迷走神经前、后干　将心包从膈肌上锐性分离，向上掀起心包后壁，在食管的前、后面可找到食管前、后丛及向下汇聚而成的前、后干。

（二）胸导管

将食管推向右侧，在脊柱前方中线附近的结缔组织中寻找类似于静脉的胸导管，向上追踪至静脉角，向下清理至膈。

注意其行程的变化和毗邻。

（三）胸主动脉及其分支

在第4胸椎左侧，自主动脉弓末端向下，清理至主动脉裂孔处。注意其脏壁分支。

1. 食管动脉　4～5支。

2. 支气管动脉　1～2支。

3. 肋间后动脉　9对。

（四）奇静脉、半奇静脉及副半奇静脉

1. 奇静脉　将食管推向左侧，在脊柱右前方可见奇静脉，穿膈续于右腰升静脉，向上行于胸主动脉与胸导管右侧，绕右肺根后上方，注入上腔静脉。

沿途观察其收纳的右肋间后静脉、食管静脉和半奇静脉。

2. 半奇静脉　再将食管推向左侧，清理在脊柱左前方、胸主动脉后方的半奇静脉。

观察其在第7～10胸椎高度向右注入奇静脉；收纳左下部肋间后静脉和副半奇静脉。

3. 副半奇静脉　收集左上部肋间后静脉。

（五）胸交感干及其分支

撕去脊柱两旁的肋胸膜，显露串珠状胸交感干。膨大的是交感神经节即椎旁节，有节间支。清理其分支。

1. 交通支　连接交感神经节和脊神经。

2. 内脏大小神经　沿交感干向下清理，可见第5或第6至第9或第10椎旁节各发出一分支，向下汇成内脏大神经；第10～12椎旁节发出分支汇成内脏小神经，向下穿膈进入腹腔。

七、复习思考题

1. 试述纵隔的概念及分区。

2. 试述上纵隔器官的排列。

3. 试述心包形成的结构。

4. 试述食管胸段的毗邻结构。

第十四章　腹前外侧壁的解剖

一、目的与要求

1. 了解腹部的范围。

2. 掌握腹部的表面解剖、腹部分区、腹腔器官在腹前壁的体表投影。

3. 了解腹前外侧壁浅静脉的流注和皮神经的分布。

4. 掌握腹前外侧壁浅筋膜的特点。

5. 掌握腹前外侧壁的肌层配布、形成的结构、特点及临床意义。

6. 掌握腹前外侧壁常见的切口位置及层次。

7. 掌握腹股沟管的位置、构成、内容及临床意义。

8. 掌握腹股沟区的薄弱特点及与疝的关系。

9. 掌握髂腹下神经、髂腹股沟神经及腹壁下动脉的行程及分布。

二、概　　述

腹部位于胸部和盆部之间，包括腹壁、腹腔及腹腔脏器。

（一）境界分区

1. 境界　上界：剑突、两侧肋弓下缘、第11和第12肋游离缘、第12胸椎棘突的连线。下界：耻骨联合上缘、两侧的耻骨嵴、耻骨结节、腹股沟韧带、髂前上棘、髂嵴、髂后上棘和第5腰椎棘突的连线。

2. 分区　以两侧腋后线的延长线为界，分为腹前外侧壁和腹后壁。通常以九分法分为九个区：上腹区，左、右季肋区，左、右腰区，脐区，左、右腹股沟区，下腹区。

上水平线为经过两侧肋弓的最低点的连线；下水平线为经过两侧髂前上棘或髂结节的连线。

两条垂直线分别是通过左右半月线或腹股沟中点的线。

（二）层次结构

皮肤、浅筋膜（脐以下分为两层）、深筋膜、肌肉、血管神经束。

（三）表面解剖

1. 腹白线　正中线，耻骨联合上缘至剑突。

2. 脐　脐平面通过第3、4腰椎之间。

3. 腹直肌　正中线两侧的直肌，多个肌腹。

4. 髂嵴　髂骨翼的上缘，位于皮下。

5. 髂前上棘　髂嵴的前端，有腹股沟韧带附着。

6. 耻骨联合　左右髋骨在前方的连接处。

三、摸认体表标志

标本仰卧位：

在腹壁上界，从中线开始向两侧扪及剑突、肋弓、第11肋和第12肋游离缘。

在腹壁下界，由中央向两侧可扪及耻骨联合上缘、耻骨嵴、耻骨结节、髂前上棘、髂嵴。

腹壁正中线可见脐、腹直肌及其外侧缘半月线。

腹壁与股部移行处为腹股沟，深处是腹股沟韧带，附着于髂前上棘与耻骨结节之间。

四、在标本上对腹部重要的体表投影进行划线

1. 腰椎穿刺处　两侧髂嵴的最高点的连线，相当于第4腰椎的棘突。

2. 腹壁下动脉的体表投影　腹股沟中点稍内侧与脐的连线。

3. 麦克伯尼点（简称麦氏点）　右髂前上棘与脐连线的中、外1/3交点处。

4. 兰氏点　左右髂前上棘连线的右、中1/3交点处。

五、皮 肤 切 口

自剑突沿腹正中线绕过脐环切至耻骨联合上缘。

自耻骨联合上缘沿腹股沟韧带切至髂前上棘，沿切口将腹部皮肤翻向两侧（图14-1）。

六、层 次 解 剖

（一）皮肤、浅筋膜

浅筋膜富含脂肪。腹前壁的下份，脐平面以下，浅筋膜分为两层：Camper筋膜和Scarpa筋膜。

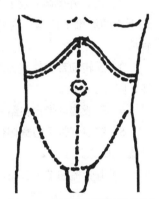

图14-1　腹部外侧壁皮肤切口

1. 辨认Camper筋膜和Scarpa筋膜　沿髂前上棘至耻骨结节连线的中1/3做一斜切口（不要太深），切开浅筋膜，在断面上辨认富含脂肪的Camper筋膜及其深面薄膜状的Scarpa筋膜。

2. 探查Scarpa筋膜的延续性　将手指从切口伸入到深层与肌层之间，向内可推进至白线；向下可在腹股沟韧带下方2cm左右处受阻；在两侧耻骨结节之间，手指可越过耻骨连合上缘进入阴囊肉膜深面。

3. 寻找浅筋膜内的血管、神经　其位于浅筋膜浅深两层之间。

（1）旋髂浅动脉和腹壁浅动脉：在髂前上棘与耻骨结节连线中点下方1.5cm附近寻找，其中腹壁浅动脉在腹股沟韧带下方起自股动脉，向上越过腹股沟韧带前面走向脐；旋髂浅动脉在腹壁浅动脉的外侧起自股动脉，走向髂嵴。

（2）腹前外侧壁的浅静脉：吻合成网，脐区明显。

（3）肋间神经皮支：分为前皮支和外侧皮支，呈节段性分布于腹前壁。

1）前皮支：在距中线5cm处，从剑突至耻骨联合纵行切开浅筋膜，手指或刀柄钝性向内分离，可见第7胸神经至第1腰神经的前皮支，找出1～2支即可。

2）外侧皮支：找到腹外斜肌的8个肌齿（附于第5～12肋的外面），在肌齿之间，腋中线的延长线上可找到第7胸神经至第1腰神经的外侧皮支，找出1～2支即可。

（4）髂腹下神经的前皮支：在耻骨嵴上方约4cm处可找到该神经，通常在浅环的内侧脚上方穿出，分布于耻骨联合上方的皮肤。

（二）深筋膜

深筋膜薄弱，随肌层一起解剖。

（三）肌层、血管神经

将浅筋膜去掉，保留浅层找到的结构。

1. 剖查腹外斜肌

（1）修洁辨认腹外斜肌的起止点和纤维方向。

（2）查看肌与腱膜的移行情况。

（3）辨认腹外斜肌腱膜形成的结构。

1）腹股沟管浅环：在耻骨结节外上方的三角形裂隙，穿过的结构男性为精索，女性为子宫圆韧带。

2）内、外侧脚：将精索（子宫圆韧带）提起，暴露内（浅环内上方的纤维）、外（浅环外下方的纤维）侧脚，内侧脚附着于耻骨联合，外侧脚附着于耻骨结节，浅环的底附着于耻骨嵴。

3）反转韧带：外侧脚的部分纤维经过精索（子宫圆韧带）的深面、内侧脚的后方向上内反转，附着于白线。

4）腹股沟韧带：在髂前上棘与耻骨结节之间，由腹外斜肌腱膜的下缘卷曲增厚形成。

5）腔隙韧带（陷窝韧带）：腹股沟韧带内侧端的一小部分纤维继续向下，弯向后外侧的耻骨梳，形成该韧带。

6）耻骨梳韧带（Cooper韧带）：腔隙韧带延续到耻骨梳上的部分，称为耻骨梳韧带。

注意，腹股沟韧带、腔隙韧带、耻骨梳韧带在腹股沟疝和股疝修补术中有重要意义，一定要认真解剖。

2. 观察精索（子宫圆韧带）　精索（子宫圆韧带）穿出浅环，浅环的边缘有一薄膜覆盖，并包绕精索表面，称为精索外筋膜，是腹外斜肌腱膜延续而来。

3. 剖查腹内斜肌

（1）翻开腹外斜肌，暴露腹内斜肌。

沿腋中线向下至髂嵴切开腹外斜肌，再在切口下端沿腹股沟韧带上方一横指处延续切口至浅环上方，保留浅环的完整。

（2）观察腹内斜肌的肌纤维走行，肌与腱膜的移行情况。

（3）观察弓状下缘，跨过精索（子宫圆韧带），与腹横肌的腱膜融合在一起，形成联合腱（腹股沟镰），止于耻骨嵴和耻骨梳。

4. 剖查腹横肌

（1）翻开腹内斜肌，暴露腹横肌：沿肋弓下缘至腋中线切断腹内斜肌，再沿腋中线向下至髂嵴，沿髂嵴向前内下方切断腹内斜肌在其腹股沟韧带的起始部。

注意腹内斜肌下缘和腹横肌下缘的关系，不必强行分离。

（2）修洁髂腹下神经和髂腹股沟神经：髂腹下神经和髂腹股沟神经走行于腹内斜肌与腹横肌之间（可作为分离腹内斜肌与腹横肌的标志）。

5. 剖查腹横筋膜及腹股沟管深环　将腹横肌与腹内斜肌的弓状下缘推向上方，钝性分离腹横肌和深面的腹横筋膜。腹横筋膜为包裹腹壁内面的透明薄膜。透过腹横筋膜，可见淡黄色的腹膜外脂肪组织。

将精索牵拉向外，可见腹壁下血管穿经腹横筋膜，行向内上方，仅靠腹壁下血管的外侧有一浅凹，即腹股沟管深环。

6. 将各层复位，查看验证以下结构

（1）查看腹股沟管：腹股沟管在腹股沟韧带内侧半的上方，由外上斜向内下方的肌肉筋膜裂隙，长4～5cm。

腹股沟管的4个壁：

1）前壁为腹外斜肌腱膜，深层在管的外侧1/3处有腹内斜肌起自腹股沟韧带的肌纤维加强。

2）下壁为腹股沟韧带。

3）后壁由腹横筋膜和联合腱构成。

4）上壁由腹内斜肌和腹横肌的游离下缘（弓状下缘）以及与其延续的联合腱构成。

注意，观察后壁时，要将精索提起，使其与后壁分离，牵向下方，可看清后壁内侧的坚韧的腹股沟镰，外侧的腹横筋膜。

腹股沟管的2个口：

1）浅环：腹外斜肌腱膜的裂口。

2）深环：腹横筋膜的裂口。

腹股沟管的内容物（穿过的结构）：

1）男性为精索。

2）女性为子宫圆韧带。

（2）验证精索的三层被膜与腹前壁层次的延续关系。

7. 剖查腹直肌

（1）观察腹直肌：腹直肌上宽下窄，下部前面有一小的三角形锥状肌。

（2）打开腹直肌鞘：沿腹白线两侧切开腹直肌鞘前层，在其上、下两端各做一小横行切口，翻开腹直肌鞘的前层。

在腱划处，仔细剥离腹直肌鞘前层与腹直肌的粘连，提起腹直肌，在中央横行切断，翻向上、下两端，观察其深面的腹壁上（细小）、下（粗大）血管的位置和走行，以及肋间神经（胸7～12）穿入腹直肌鞘的位置和分布规律。

（3）观察腹直肌鞘后壁：仔细将脐下4～5cm处的腹横筋膜向深层推开，观察腹直肌鞘后层下游离缘的弓状线。

（4）观察腹白线：在脐上、下方的宽度。脐以上，白线宽1～2cm的带状；脐以下，由于两侧腹直肌相互靠近，而变成线性。

8. 打开腹前外侧壁

（1）在剑突左侧，距腹前外侧壁正中线左侧1cm处，经白线做3cm长纵行切口（保护脐静脉）。

（2）将示指从切口处伸入腹腔，将腹前壁挑起，加大腹壁与腹腔脏器的空隙。

（3）向下延伸切口，绕脐的左侧切开腹壁。在脐下，靠近左侧腹直肌鞘，距离前正中线

0.5cm，向下至耻骨联合。

（4）平脐下缘处做一水平切口，切开腹前外侧壁各层，向外侧至腋中线延长线附近，将切开的4个肌瓣连同壁腹膜一起翻开，显露腹腔脏器。

若显露不充分，也可沿胸前外侧壁左、右侧腋前、后线之间的切口，向下延长切开腹前外侧壁及壁腹膜，直至两侧髂嵴水平。再切断膈在胸前外侧壁内面的附着处，将胸廓前份连同腹前外侧壁前份一起向下整片掀起。

（5）注意以下结构。

1）镰状韧带：连于腹前壁与肝之间。

2）肝圆韧带：走行于肝镰状韧带的下缘，是脐静脉闭锁后的遗迹。

9. 复习腹前外侧壁的层次结构，观察3块扁肌在胸廓的附着处。

（1）腹外斜肌起自下8肋的外面。

（2）腹内斜肌后部肌束起自下3肋。

（3）腹横肌起自下6肋软骨的内面。

10. 观察腹前壁内面，脐以下的壁腹膜形成的5条黏膜皱襞和3对陷凹，于中线的左侧保留的壁腹膜观察。

（1）脐正中襞：含有脐正中韧带，是胚胎时脐尿管的遗迹。

（2）脐内侧襞：含有脐内侧韧带，是胚胎时脐动脉的遗迹。

（3）脐外侧襞：又称腹膜下血管襞，其中有腹壁下血管。

（4）腹股沟外侧窝：位于腹股沟韧带上方，脐外侧襞外侧，腹股沟管深环在此窝内。

（5）腹股沟内侧窝：位于腹股沟韧带上方，脐外侧襞内侧，相当于海氏三角。

（6）膀胱上窝：位于脐内侧襞与脐正中襞之间，因其前面有腹直肌，故此窝不发生疝。

七、腹部常用的手术切口层次

（一）经腹直肌切口

1. 在脐上正中线右侧3～4cm处（与腹前正中线平行）做纵行切口。

2. 由浅及深，依次是皮肤、浅筋膜、腹直肌鞘前层、腹直肌、腹直肌鞘后层、腹横筋膜、腹膜下筋膜、壁腹膜。

（二）麦克伯尼切口（麦氏切口，McBurney切口）

1. 在右髂前上棘与脐连线的中、外1/3交点处做与此线垂直的斜切口。

2. 由浅及深，依次是皮肤、浅筋膜、腹外斜肌腱膜、腹内斜肌、腹横肌、腹横筋膜、腹膜下筋膜、壁腹膜。

（三）耻骨上正中切口

1. 在耻骨联合上方正中做长约10cm的纵行切口。

2. 由浅及深，依次是皮肤、浅筋膜、腹白线、腹横筋膜、腹膜下筋膜、壁腹膜。

八、复习思考题

1. 试述腹部的分区。

2. 试述腹前外侧壁各个区域解剖层次的差异。

3. 试述腹股沟管的构成及内容。

4. 试述腹股沟三角的解剖特点。

5. 试述腹直肌鞘的形成。

第十五章　结肠上区的解剖

一、目的与要求

1. 掌握胃的位置、毗邻，韧带与网膜，淋巴回流、血管神经分布。

2. 掌握十二指肠的分部、毗邻及其各部与腹膜的关系，十二指肠大乳头、十二指肠悬韧带的位置及临床意义。

3. 掌握肝的位置、毗邻及体表投影，肝的韧带与膈下间隙的位置，肝门与肝蒂的位置及内部的结构的关系。

4. 了解肝的分叶与分段。

5. 掌握肝外胆道的组成，胰的位置、分部及毗邻。

6. 掌握脾的位置，了解其毗邻、韧带及血管。

7. 掌握肝门静脉的组成类型、位置、毗邻、属支和回流范围。

二、概　　述

腹膜是覆盖于腹、盆腔壁内和腹、盆腔脏器表面的一层浆膜。衬于腹、盆腔壁内的腹膜称为壁腹膜；由壁腹膜反折并覆盖在腹、盆腔脏器表面的腹膜称为脏腹膜。

脏腹膜和壁腹膜相互延续、移行，共同围成不规则的潜在腔隙称为腹膜腔，仅有少量滑液。

根据脏器被腹膜覆盖的情况，可将腹、盆腔脏器分为三类：腹膜内位、间位、外位器官。

壁腹膜与脏腹膜之间或脏腹膜之间互相反折，形成许多结构，不仅对脏器起连结和固定作用，也是血管、神经等进入脏器的途径。

结肠上区介于膈与横结肠及其系膜之间。内有食管的腹部、胃、十二指肠、肝、肝外胆道、胰、脾等器官，以及相关的血管、淋巴结、淋巴管和神经等。

三、腹膜腔探查

观察腹腔脏器的一般配布和形态，观察辨认腹膜形成的结构，理解腹膜与脏器的配布关系，不做解剖。若遇到脏器间的粘连，可用手指钝性分离。

（一）观察腹腔脏器的一般位置

1. 在剑突下方，左右肋弓围成的胸骨下角内，露出肝脏的一部分。

2. 肝脏的下缘与右锁骨中线相交处，常有胆囊底显露。

3. 肝的下方与左肋弓间可看到胃体和胃大弯的一部分（即胃三角）。

4. 在左季肋部胃的后外方可摸到脾。

5. 将大网膜向上翻起，可见弯曲的小肠袢及大肠。

（1）小肠：可见空、回肠迂曲盘旋形成的肠袢（小肠约长6米），小肠末端突入盲肠。

一般空肠袢位于左上腹部，回肠袢位于右下腹部。

（2）大肠：从三面框住小肠，在右侧为盲肠和升结肠，上方为横结肠，左侧为降结肠和乙状结肠。

注意，在腹部，部分消化系统的脏器目前不能显露出来（十二指肠、胰），因此暂不能观察。

（二）检查肝、胃、脾和结肠周围的韧带

1. 肝镰状韧带及肝圆韧带 用手沿镰状韧带摸到肝的表面，可见镰状韧带为由肝反折到膈和腹前壁的双层腹膜皱襞，其后下的游离缘内含有肝圆韧带（脐静脉索）。

2. 冠状韧带及三角韧带 手沿镰状韧带右侧上伸，阻止手指前进的为肝右冠状韧带的上层，它是镰状韧带右层的延续。再顺右冠状韧带向右摸到一游离缘，即右三角韧带。绕过右三角韧带的游离缘，可摸到右冠状韧带的下层。沿镰状韧带左侧伸入，可触及冠状韧带前后层及移行为左三角韧带。

3. 小网膜及肝胃韧带、肝十二指肠韧带 将肝的前缘尽可能向上提起，可见肝门与胃小弯和十二指肠上部之间的小网膜，即肝胃韧带和肝十二指肠韧带。

4. 大网膜及胃结肠韧带 胃的下方是从胃大弯下垂的围裙状大网膜，覆盖了胃下方的部分腹腔脏器；大网膜右侧与横结肠愈着的部分为胃结肠韧带。

成人大网膜甚长，可下降到骨盆部，小儿较短，在大网膜下方，常可看到部分小肠袢。此外，当膀胱充满时，小儿的膀胱、孕妇的子宫都可在不同的高度超出耻骨联合。

大网膜具有移动性，可包裹发炎部位，使炎症局限，若有粘连，钝性分离。

厚度及长度存在个体差异。注意个体区别。

5. 网膜囊及胃脾韧带、脾肾韧带 在胃大弯下方一横指处剪开大网膜的前两层，将右手示指伸入胃后面的网膜囊，并移行至胃底，脾门附近，右手拇指在网膜囊外，放在胃底和脾门之间，示指和拇指夹持的双层腹膜即胃脾韧带，内含胃短血管；再用左手沿脾与肾之间向后伸入，绕过脾的后缘，与右手示指之间夹持的双层腹膜（内有脾血管）为脾肾韧带。

6. 脾结肠韧带 腹后壁摸到的硬的圆隆形突起为左肾。在脾的前端，可见从结肠左曲连到脾的脾结肠韧带。

（三）检查网膜囊和网膜孔

大小网膜前已观察。

1. 小网膜游离缘为肝十二指肠韧带，后方有网膜孔。

2. 用右手示指在胃大弯下方切口处伸入网膜囊，探查网膜囊的6个壁，同时将左手示指伸入网膜孔与右手示指相接，摸认网膜孔的4界，体会网膜囊与腹膜腔的关系。

（1）网膜囊的6个壁。

1）前壁：小网膜、胃后壁的腹膜、胃结肠韧带。

2）后壁：横结肠及其系膜以及覆盖在胰、左肾、左肾上腺等处的腹膜。

3）上壁：肝尾状叶、膈下方的腹膜。

4）下壁：大网膜的前后两层的返折。

5）左侧壁：脾、胃脾韧带和脾肾韧带。

6）右侧壁：借网膜孔与大腹膜腔相通。

（2）网膜孔的4界。

1）上界：肝尾状叶。

2）下界：十二指肠上部。

3）前界：肝十二指肠韧带。

4）后界：覆盖在下腔静脉的腹膜。

（四）观察肠系膜

将空、回肠推向右侧，观察小肠系膜和小肠系膜根的位置和走向，同样观察阑尾系膜、横结肠系膜和乙状结肠系膜的位置和附着部位。

（五）观察结肠旁沟和肠系膜窦

小肠系膜和升、降结肠均附着于腹后壁，因此，在腹后壁形成4个窦（沟），成为腹膜腔内的病理性液体（腹水、脓液、血液、胆汁等）从一处流至另一处的通道。

1.右结肠旁沟　位于升结肠的外侧，网膜囊的液体可经此沟达盆腔。

2.左结肠旁沟　位于降结肠的左侧，此沟上端被膈结肠韧带所阻隔。

3.右肠系膜窦　位于小肠系膜根、升结肠、横结肠及其系膜的右2/3部之间，呈三角形，几乎封闭。

4.左肠系膜窦　位于小肠系膜根、横结肠及其系膜的左1/3部、降结肠、乙状结肠及其系膜之间，呈斜方形，下方开放通盆腔。

（六）观察腹膜的隐窝和陷凹

1.肝肾隐窝　将手伸至右肾的上方，摸出右肾和肝之间的肝肾隐窝。

2.十二指肠悬韧带及十二指肠空肠隐窝　把空肠和回肠推向右侧，左手将横结肠系膜提起，并使之紧张，右手在横结肠系膜根部，脊柱的左侧摸到（或看到）一固定的肠管，十二指肠空肠曲，再在它的上方找出十二指肠悬韧带，同时在十二指肠空肠曲的左下方，观察十二指肠空肠隐窝。

3.直肠膀胱陷凹和直肠子宫陷凹　将手伸入盆腔，探查盆腔内各陷凹的深度，以及后者与阴道后穹的关系。

（七）复查腹前壁脐以下的壁腹膜形成的5条黏膜皱襞及三对隐窝

将腹前壁翻向下方，在耻骨联合后方摸到膀胱，找出由膀胱顶连于脐的脐尿管索，在其外侧观察腹壁下动脉的走向，定出腹前壁下部的5条黏膜皱襞和三对隐窝（6个隐窝）的位置，特别注意腹股沟内侧窝、外侧窝与腹股沟管深环、浅环的关系。

在深环处找出输精管或子宫圆韧带。

（八）观察腹膜腔的分区和间隙

辨认腹膜腔结肠上区和结肠下区各间隙的位置，了解它们的连通情况。

四、肝的剖查

肝是人体最大的腺体，重1.2～1.6kg。肝右叶较大，约是肝左叶的6倍。肝的下缘锐利，分隔肝的膈面和脏面。在肝的后面，可见一个三角形的粗糙区，称肝的裸区，裸区附着于膈。

（一）观察肝的膈面

1.肝的膈面与膈相贴，宽阔、光滑、隆凸。

2. 在腔静脉沟的上部，肝左、中、右静脉出肝后立即注入下腔静脉，此处称第二肝门。

3. 腔静脉沟的下部，右肝副静脉及尾状叶的一些小静脉出肝后注入下腔静脉，此处称为第三肝门。

（二）观察肝的脏面

肝的脏面朝向下后方，与胃、十二指肠、结肠、右肾等结构相贴，其表面凹凸不平，将肝的下缘向上抬起，暴露肝的脏面。

1. 肝的脏面被"H"形的沟分为四个叶：右叶、左叶、方叶和尾状叶。

（1）右纵沟：后部形成腔静脉沟，有下腔静脉通过；前部为胆囊窝，容纳胆囊。

（2）左纵沟：后部容纳静脉韧带，前部容纳肝圆韧带。

（3）横沟：即肝门，是血管、肝管、神经等出入肝的门户。

2. 在肝门处清除部分肝实质，观察肝门静脉、肝固有动脉、肝管的分支走行在一起，并被血管周围的结缔组织包裹，组成Glisson系统。

注意，肝静脉单独走行，没有被包裹在一起。

（三）复查肝的韧带

在近剑胸结合处切断右侧第6、7肋软骨，切开部分膈肌，观察腹膜在肝的附着。

1. 肝镰状韧带　将左手伸入膈与肝右叶之间，右手伸入膈与肝左叶之间，这时双手位于膈下间隙。右手位于左肝上前间隙，左手位于右肝上间隙，两只手被肝镰状韧带所分隔。

2. 冠状韧带　双手向后伸可触及冠状韧带的前上层。冠状韧带呈冠状位，是肝与膈之间的双层腹膜结构，右侧上下两层相距较远，两层之间为肝裸区。

3. 三角韧带　冠状韧带在肝上面左右端处，前后上下两层彼此黏合，形成左、右三角韧带。

4. 肝肾韧带　冠状韧带前上层与镰状韧带相延续，下层自膈延至右肾，又称肝肾韧带。

5. 肝肾隐窝　肝肾韧带下方的凹陷称肝肾隐窝，由肝、右肾、结肠右曲和十二指肠围成。

6. 肝十二指肠韧带　从肝门连至十二指肠上部的小网膜，注意肝十二指肠韧带内走行着出入肝门的重要结构。仔细清理，修洁这些结构：

（1）右前方的胆总管。

（2）左前方的肝固有动脉。

（3）二者后方的肝门静脉及神经和淋巴管。

五、胆囊的剖查

1. 观察胆囊的大小和形态，胆囊分为底、体、颈、管四部分。

2. 观察胆囊的位置，位于胆囊窝。

3. 剖查胆囊的毗邻，与肝、十二指肠、结肠和腹前壁相邻。

4. 切开胆囊，检查其内有无胆汁，有无结石。观察胆囊海绵状的黏膜及胆囊管内的螺旋襞。

六、胃的剖查

1. 观察胃的形态和分部，辨认胃小弯、角切迹、胃大弯、贲门切迹、胃底、胃体、贲门部、幽门部、幽门窦和幽门管。

2. 观察胃的毗邻结构。

3. 从食管腹部沿胃大弯切开胃壁至十二指肠上部，用水将胃的内面冲洗干净，观察下列结构。

（1）胃小弯处纵行黏膜皱襞。

（2）幽门窦和幽门管，注意幽门瓣和幽门括约肌，估计一下幽门口的直径。

七、十二指肠的剖查

1. 十二指肠连于胃的幽门，呈"C"形包绕胰头，分为四部分。十二指肠第一部分称上部，具有移动性。

2. 纵行切开十二指肠降部，观察十二指肠纵襞和十二指肠大乳头，如果存在副胰管的话，在十二指肠大乳头上方可见十二指肠小乳头，观察十二指肠内明显的环状的皱襞。

八、脾 的 剖 查

脾是重要的淋巴器官，脾的大小和重量变异相当大。

1. 观察脾的膈面 平滑隆凸。

2. 观察脾的脏面 脏面凹陷，中央称脾门，是血管和神经等进出脾的门户。与胃、左肾上腺、胰和结肠左曲相邻，脾的上缘锐利，有2～3个深陷的脾切迹。

3. 探查脾的位置及毗邻 将手伸入左季肋区，感受脾与第9、10、11肋的位置关系。

约10%～20%的人存在1个或数个"副脾"。副脾通常位于脾门或脾血管附近，观察标本有无副脾。

九、肝外胆道、腹腔干和肝门静脉的剖查

将示指伸入网膜孔，此时示指的前方为肝十二指肠韧带的游离缘及其内容物：胆总管、肝固有动脉、肝门静脉、神经和淋巴管。

（一）解剖肝外胆道

肝外胆道部分前已解剖操作。

为了使解剖区域更清楚，可在肝十二指肠韧带后方放一白纸条。纵行切开肝十二指肠韧带暴露胆总管。

1. 胆总管壁薄，通常空虚萎陷。仔细清理胆总管，确认胆总管通过胆囊管与胆囊相连。

2. 向上追踪肝总管及其非常短的肝右管和肝左管，在胆总管和肝门静脉周围可见肝淋巴结。

3. 轻轻翻动十二指肠和胰，使它们的后面易于暴露。追踪胆总管至胰头后面的沟中，用镊子或剪刀，将胆总管自胰腺组织中小心分离出来，至其斜穿十二指肠降部后内侧壁处。在此处，胆总管被少量平滑肌包绕，称胆总管括约肌。注意保护与胆总管末端汇合的胰管，二者汇合后形成略膨大的肝胰壶腹，开口于十二指肠大乳头。在肝胰壶腹周围有肝胰壶腹括约肌（Oddi括约肌）包绕，所以看起来壁较厚。

（二）解剖腹腔干及其分支

腹部的血管多行于网膜、系膜、韧带的二层腹膜之间或壁腹膜之间，解剖时只需用解剖镊（必要时也可用刀）沿动脉表面撕去一层腹膜，看清动脉全程即可，不要将动脉完全游离，以

免扯断和扰乱其位置关系。血管壁上有神经丛攀绕，淋巴结沿血管分布。如淋巴结妨碍观察血管，认明后可以除去。

在操作过程中可发现来自腹腔神经节的内脏神经纤维缠绕于肝十二指肠韧带内诸结构的周围，并与之伴行。为了使解剖视野清楚，可将其去除。

1. 在肝总管的左侧仔细解剖出肝固有动脉，沿该动脉向下追踪肝总管和腹腔干。腹腔干为一短干，在膈的下方由腹主动脉发出。肝总动脉在十二指肠上部上缘，分为肝固有动脉和胃十二指肠动脉。

2. 清理肝固有动脉其分支

（1）胃右动脉：至胃小弯，与胃左动脉吻合。

（2）左支：至肝左叶。

（3）右支：至肝右叶。

（4）胆囊动脉：为一细支，通常起自肝固有动脉右支，经胆囊三角至胆囊。观察胆囊三角，胆囊三角由胆囊管，肝总管和肝围成。少数胆囊动脉（12%）起自肝固有动脉左支、肝固有动脉、胃十二指肠动脉、腹腔干，甚至直接起自腹主动脉。也可出现双胆囊动脉。

3. 沿胰上缘清理脾动脉，修洁2～3cm即可，其余部分以后追踪。

4. 清理胃的血管神经（部分在前面已解剖出来）

（1）沿胃小弯向左上方清理胃左动脉及伴行的胃左静脉至贲门处，解剖出胃左动脉的食管支。

（2）在贲门前方，仔细分离迷走神经前干。

1）迷走神经前干分出胃前支和肝支，胃前支伴胃左动脉沿胃小弯走行，分支分布于胃前壁。最后于角切迹附近分成"鸦爪"样分支，分布于幽门部的前壁。

2）肝支经小网膜行向右，参加肝丛。

（3）在贲门后方找出迷走神经后干。

迷走神经后干分出胃后支和腹腔支，沿胃小弯深部解剖胃后支。

（4）在胃大弯中部下方1cm处横行切开大网膜前层，找出胃网膜左、右动脉。二者常吻合成动脉弓。向右清理胃网膜右动脉至幽门后方，可见此动脉是胃十二指肠动脉的分支。向左清理胃网膜左动脉至近脾门处。

（5）保留胃网膜左、右动脉，在动脉的下方横行切开大网膜（胃结肠韧带），将胃翻向上，大网膜仍与横结肠相连。触摸胃后壁的毗邻（胰、左肾上腺、左肾、脾、横结肠及其系膜胃床）。将脾牵拉向前，继续清理胃网膜左动脉至脾门处的脾动脉。在脾门处，解剖出由脾动脉发出的胃短动脉经胃脾韧带至胃底。

5. 小心翻动胰体和胰尾，在胰的后面解剖出脾静脉。

（三）解剖肝门静脉及其属支

1. 沿脾静脉向左追踪至其与肠系膜上静脉在胰头和胰体交界处的后方汇合形成肝门静脉处。在此处，确认肠系膜上静脉，它是肝门静脉的最粗大的属支。

2. 修洁肝门静脉，寻找肠系膜下静脉的注入部位。肠系膜下静脉通常注入脾静脉或肠系膜上静脉，少数注入上述两静脉汇合处的夹角内。

3. 追踪胃左静脉和胃右静脉，它们收集食管和胃小弯的静脉血，注入肝门静脉。

4. 观察胃网膜左静脉注入脾静脉，胃网膜右静脉注入肠系膜上静脉。

十、复习思考题

1. 试述胃的位置、血供、神经及淋巴。

2. 试述胰腺的位置、血供、胰头与十二指肠位置的关系。

3. 试述十二指肠位置的分部、各部的位置、血供。

4. 试述肝蒂结构的排列。

5. 试述胆囊三角、肝外胆道的分段、行程。

第十六章 结肠下区的解剖

一、目的与要求

1. 了解空、回肠的形态结构及区别，掌握其血供特点。

2. 了解盲肠的位置、形态，掌握阑尾的位置、形态、根部体表投影及阑尾动静脉的走行及其临床意义。

3. 掌握结肠的分部、位置和血管，了解毗邻和淋巴回流。

二、概　述

结肠下区位于横结肠及其系膜与小骨盆上口之间，内有空肠、回肠、盲肠、阑尾、结肠等脏器以及它们的血管、神经、淋巴管的淋巴结等。

三、空、回肠的剖查

1. 将空、回肠翻向左侧，观察空、回肠　空、回肠全长约6m，近侧2/5为空肠，远侧3/5为回肠，回肠在右髂窝以回盲口开口于盲肠。

2. 空、回肠由肠系膜连于腹后壁，故其活动性较大，将肠祥拉出，观察肠系膜　肠系膜呈折扇形，其根部很短，从第2腰椎左侧斜向右下方，止于右骶髂关节前方，长约15cm。其小肠缘长约6米，所以形成许多复杂的皱褶，致使小肠迂曲盘旋形成肠祥。

如果将肠祥提起，难以分辨其近侧端和远侧端。但当将手放于肠系膜的两侧，手指向前，双手从肠系膜根向小肠缘移动时，肠系膜局部的皱褶被展平，可辨认肠管的方向。

3. 观察空、回肠的内面

（1）空肠：将空肠切一小口，冲洗干净，观察其内面密而高的黏膜环状襞。

（2）回肠：在回肠近侧部和距回肠末端30cm处各切一刀，观察回肠近侧部黏膜环状襞低疏，远侧部几乎消失。在距离回盲瓣30～100cm的回肠壁上，约2%的人有长度不等的Meckel憩室。

四、盲肠、阑尾、结肠、直肠的剖查

1. 观察盲肠和结肠具有的3种特征性结构

（1）结肠带：由肠壁纵行肌增厚而成，有3条，均汇聚于阑尾根部。在标本上，游离带最易观察。

（2）结肠袋：由于结肠带较肠管短，从而使肠管形成许多皱褶，称结肠袋。

（3）肠脂垂：为结肠带附近许多含脂肪的小突起。

2. 观察盲肠　盲肠位于右髂窝内，下端呈盲囊状，向上与升结肠相续，其活动度根据其系膜的长度而不同。

3. 观察阑尾　阑尾为一蚓状突起，其根部连于盲肠的后内方，远端游离。

阑尾的位置变化很大，观察阑尾的位置及根部的体表投影，想一下，在临床上做阑尾手术时，如何寻找阑尾？

阑尾系膜呈三角形，其游离缘内有阑尾血管通过。

4. 观察回盲部 切开盲肠，冲洗干净。观察回盲瓣、回盲瓣口和阑尾的开口，注意阑尾的位置，切开阑尾，观察其内面。

5. 观察升结肠 升结肠无系膜，贴附于腹后壁，至肝右叶下方呈直角弯曲，称结肠右曲。

6. 观察横结肠 横结肠位于结肠右曲和左曲之间，结肠左曲较右曲位置高而深。

（1）结肠左曲借膈结肠韧带连于膈。膈结肠韧带同时构成承托脾的支架。

（2）横结肠为腹膜内位器官，借横结肠系膜连于胰的下缘，大网膜附着于横结肠。

（3）选择横结肠具有典型结肠袋突起的部位切开，冲洗干净，观察在结肠内面相当于结肠袋间的横沟处环形肌增厚，肠黏膜皱褶所形成的结肠半月襞。

7. 观察降结肠 降结肠起自结肠左曲，贴附于腹后壁，至左髂嵴处续乙状结肠。

8. 观察乙状结肠 乙状结肠为腹膜内位器官，有系膜，故活动性大。观察乙状结肠系膜，乙状结肠至第3骶椎平面续于直肠。

9. 观察直肠 直肠部分被腹膜覆盖。

五、肠系膜上血管的剖查

肠系膜上动脉在第1腰椎水平起自腹主动脉前壁，其口径与腹腔干相似，主要分布于空肠、回肠、盲肠、阑尾、升结肠和横结肠。

1. 将胰尾和胰体翻向右侧，细心清理肠系膜上动脉起始部。可见围绕在其周围的致密神经纤维形成内脏神经丛，称肠系膜上丛。

2. 去除神经丛，追踪肠系膜上动脉，可见其越过十二指肠水平部的前面进入小肠系膜根。

注意十二指肠水平部位于肠系膜上动脉与腹主动脉所形成的夹角内，肠系膜上血管对十二指肠水平部构成了潜在的压力因素。

3. 肠系膜上静脉位于动脉的右侧，与其伴行。

4. 将横结肠和大网膜翻向上方，把空、回肠推向左侧，牵拉肠系膜使其紧张。在十二指肠空肠曲的右侧可摸到肠系膜上血管，用剪刀或两把镊子将肠系膜上血管分离出来，并加以修洁。

寻找肠系膜上动脉的下列分支：

（1）空肠动脉和回肠动脉：有12～18条，动脉分支相互吻合成弓，由最后一级动脉弓发出直动脉分布于肠壁。

直动脉在肠系膜内无吻合，在2条直血管之间出现缺乏血管的透明区，称"窗"。

（2）回结肠动脉：行向右髂窝，发出分支主要分布于盲肠与阑尾，并与右结肠动脉和回肠动脉的分支相吻合。在阑尾系膜的游离缘找出阑尾动脉，向上追踪至回结肠动脉。

（3）右结肠动脉：起自肠系膜上动脉或回结肠动脉，供应升结肠，并与回结肠动脉和中结肠动脉的分支相吻合。

（4）中结肠动脉：在胰下缘附近发出，稍偏右侧进入横结肠系膜。观察其左、右支是否与相邻的动脉相吻合。

（5）胰十二指肠下动脉：在胰颈与十二指肠水平部之间找出胰十二指肠下动脉，它分为两支上行（后面观），不必追踪。

（6）肠系膜上静脉：与动脉伴行，追踪其至肝门静脉处。

肠系膜内含有大量淋巴结（100～200个），在大多数情况下，这些淋巴结都很小，但如果生前肠道有炎症或肿瘤，某些淋巴结可肿大变硬。观察沿肠系膜上血管的分支排列的淋巴结，这些淋巴结的输出管注入位于肠系膜上动脉根部的肠系膜上淋巴结。

六、肠系膜下血管的剖查

1. 将空、回肠翻向右侧，把乙状结肠牵向左下方，在第3腰椎左侧透过腹膜可见一圆条状隆起，切开其表面的腹膜，即可找到肠系膜下动脉本干，清理肠系膜下动脉至其发自腹主动脉处。

寻找下列分支：

（1）左结肠动脉：行向结肠左曲，分为升、降两支分别与中结肠动脉和乙状结肠动脉的分支吻合。

（2）乙状结肠动脉：2～4支，行向左下，各分支间相互吻合，形成动脉弓。

（3）直肠上动脉：为肠系膜下动脉的直接延续，分为左、右两支，分布于直肠上部。

2. 肠系膜上、下动脉的每一分支都与其相邻的分支相互吻合，这样沿着整个胃肠道形成了一个连续的血管弓。其中从回盲部至乙状结肠末端之间的动脉弓，称为边缘动脉。

边缘动脉有3处吻合支细小，吻合不够充分：

（1）回结肠动脉与右结肠动脉间；

（2）中结肠动脉与左结肠动脉间；

（3）乙状结肠动脉最下支与直肠上动脉间。

这在临床上非常重要。

七、复习思考题

1. 试述空、回肠的区别。

2. 试述阑尾的位置、血供。

3. 试述结肠的形态特点。

4. 试述结肠边缘动脉环。

5. 试述门静脉的组成、本干行程。

第十七章　腹膜后隙及腹后壁（腰区）的解剖

一、目的与要求

1. 了解腹膜后隙的范围及内容。

2. 掌握肾的位置、毗邻，肾门、肾蒂、肾窦的位置、结构及排列，肾被膜的层次。了解肾的血管与肾段，肾的淋巴回流和神经支配。

3. 了解输尿管的位置和毗邻。

4. 了解肾上腺的形态、位置和血管。

5. 了解腹主动脉的位置、分支及分布。

6. 了解下腔静脉的位置、属支、睾丸静脉（卵巢静脉）的行程和注入部位。

7. 了解腰交感干的位置。

二、概　　述

腹膜后隙位于腹后壁，介于腰区腹膜与腹内筋膜之间，上起膈，下至骶骨岬，两侧向外连于腹膜下筋膜。此间隙上经腰肋三角与后纵隔相通，下与盆腔腹膜后间隙相延续。

腹膜后隙中的主要结构有肾、肾上腺、输尿管、腹部大血管、神经和淋巴。

三、肾 的 剖 查

肾位于脊柱两侧，约在$T_{12} \sim L_3$水平。

注意观察肾呈蚕豆形，成人肾长8～14cm，宽5～7cm，厚3～5cm，重134～148g。约1/400的病例，可出现畸形的马蹄肾。

（一）复习腹膜后隙内脏器前方的重要毗邻

1. 将手指放在右肾前面的下部，此处与结肠右曲相邻。

2. 右肾前面上3/4仍被腹膜覆盖，此处与肝右叶相邻。

3. 将手指放在右肾前面的内侧部，此处与十二指肠降部相邻。

4. 检查左肾及其毗邻，左肾前面的中部与胰尾相邻，上部与胃后壁相邻，下部与结肠左曲相邻。

（二）解剖肾的被膜

肾的表面自内向外有3层被膜包绕。最内层为纤维囊；纤维囊的外周由脂肪组织构成脂肪囊，大部分脂肪位于肾的外侧和后方；肾筋膜包绕肾及脂肪囊。

1. 剥除肾区的腹膜，即可见覆盖在肾前方的肾前筋膜。观察肾筋膜前层在近腹主动脉和下腔静脉时变得非常薄；后层与腹后壁腰方肌和腰大肌的筋膜相融合。

肾并没有被牢固地固定于腹后壁，在活体，肾可随呼吸轻度地上、下移动。

2. 在近肾的内侧缘处纵行切开肾前筋膜，可见其深面的脂肪囊。

3. 将肾前筋膜和脂肪囊部分切除，可见肾表面包裹一层薄而坚韧的致密结缔组织膜，即纤维囊。切开此囊，将其从肾表面撕剥，可见此囊容易分离。

（三）解剖左肾

1. 从下腔静脉至左肾门，修洁左肾静脉。

2. 观察并清理左肾静脉的属支，包括左睾丸静脉（女性为左卵巢静脉）和左肾上腺静脉。

3. 为了充分暴露左肾动脉，紧贴下腔静脉切断左肾静脉，并将其翻向左侧。

4. 现在可找到左肾动脉，沿左肾动脉追踪至肾门。通常左肾动脉在进入左肾之前分为两支。并通常可见副肾动脉。

5. 观察左肾动脉发出至输尿管和肾上腺的细小分支，内脏神经纤维与肾动脉伴行。辨认围绕肾动脉周围丝线样的内脏神经纤维。

6. 观察左肾盂和输尿管，将左肾翻向右前方，在肾门的最后部，辨认肾盂及其向下延续的输尿管，追踪输尿管，观察输尿管腹部越过腰大肌，斜行经过睾丸动脉（卵巢动脉）的后方。

7. 观察输尿管盆部，沿盆壁解剖分离一小段输尿管，其与膀胱的连续部位以后观察。

（四）解剖右肾

1. 从下腔静脉至右肾门分离相对较短的右肾静脉。由于左肾静脉已被切断，因此可将下腔静脉翻向右下方，暴露右肾动脉。

2. 辨认右肾盂和右侧输尿管。观察右输尿管、右睾丸（卵巢）血管和腰大肌的位置关系。

（五）观察肾的冠状切面

沿左肾外缘纵行切开左肾，将左肾分为前后两半，注意不要损伤肾的血管和输尿管，观察：

1. 纤维囊　易于从肾表面剥离。

2. 肾皮质　主要位于浅层，伸入到肾锥体之间的部分称肾柱。

3. 肾髓质　由肾锥体组成。

4. 肾乳头　2～3个肾乳头组成一组，突入肾小盏。

5. 肾小盏　汇合形成2～3个肾大盏。

6. 肾大盏　集合形成肾盂。

7. 肾盂　出肾门后，移行为输尿管。

四、肾上腺的剖查

1. 观察肾上腺　肾上腺位于肾的上内方，与肾之间仅隔少量脂肪组织，肾上腺易碎。

注意肾上腺在死亡后很快被破坏，肾上腺保存情况要视标本防腐质量而定。左、右肾上腺的形态及毗邻关系都不相同。

（1）右肾上腺呈三角形，松松地附着于右肾上方、下腔静脉的后方。

（2）左肾上腺近似半月形，紧邻左肾上端及内侧缘（偶尔可延伸至肾门）。

2. 寻找肾上腺的血供　肾上腺由数条血管供应。

（1）肾上腺上动脉：纤细，发自膈下动脉。

（2）肾上腺中动脉：在腹腔干的上方直接起自腹主动脉。

（3）肾上腺下动脉：起自肾动脉。

（4）肾上腺静脉：左肾上腺静脉注入左肾静脉；右肾上腺静脉直接注入下腔静脉。

3. 切开一个肾上腺，辨认皮质和髓质。

五、腹主动脉成对脏支及伴行静脉的复查和剖查

腹主动脉成对脏支及伴行静脉有些已解剖出来。

（一）复查肾静脉

观察左肾静脉较右肾静脉长，起自左肾门，沿途接受左肾上腺静脉和左睾丸（卵巢）静脉，经肠系膜上动脉和腹主动脉所形成的夹角汇入下腔静脉。

然后观察右肾静脉。

（二）复查肾动脉

在左肾静脉的后方，找出左肾动脉，向内追踪至腹主动脉处，可见其起于肠系膜上动脉的起点稍下方的腹主动脉。

在此水平分开腹主动脉和下腔静脉，即可见右肾动脉起自腹主动脉的右缘。

（三）清理睾丸（卵巢）动脉、静脉

在腰大肌前面寻找出睾丸（卵巢）静脉，沿其走向切开腹膜和肾前筋膜。在静脉旁稍加分离，找出伴行的睾丸（卵巢）动脉，向上追踪至其起点。

（四）复查肾上腺血管

肾上腺上、中、下动脉，分别来自膈下动脉、腹主动脉和肾动脉。

（五）剖查腰动脉、静脉

在肾动脉下方，略牵起腹主动脉，即看到腰动脉从腹主动脉的两侧发出，向外进入腰大肌深面，有腰静脉伴行。

（六）剖查髂总动脉

在第4腰椎平面分为左右髂总动脉。脐的体表投影就在腹主动脉分叉处的上方；在骶髂关节前方分为髂内、外动脉。

六、乳糜池的剖查

循腹主动脉向上切开膈1~2cm，将右膈脚拉向右，将腹主动脉拉向左，于胸腰交界处椎体的右前方，可见一管壁薄、扩大成囊状的乳糜池，有时很不典型，它接受左、右腰淋巴干和一条肠干，试寻找之。并向上寻找、追踪胸导管。

七、膈 的 剖 查

清除膈下面的腹膜及膈下筋膜，寻找左、右膈脚、胸肋三角、腰肋三角、腔静脉孔、食管裂孔和主动脉裂孔。

八、腹后壁肌肉和神经的剖查

（一）观察辨认腹后壁的肌肉

1. 腰大肌 起自腰椎体侧面、横突及椎间盘，在其前面可见长而扁的腰小肌腱和生殖股神经。

2. 髂肌　扇形，占据整个髂窝。髂肌和腰大肌向下相互结合，称髂腰肌，构成一功能整体，为强有力的大腿屈肌，止于股骨小转子。

3. 腰方肌　较厚，起自髂嵴，向上止于第12肋和腰椎横突，主要作用为屈脊柱。

4. 腹横肌　水平向后至腰方肌的倾斜边缘。

（二）观察确认腹后壁的神经

腹后壁的神经均发自腰丛的 T_{12}～L_5 脊神经的前支。仔细去除腹后壁的筋膜，暴露这些神经，可发现变异。但正常如下：

1. 肋下神经（T_{12}）　位于第12肋下方约1cm处。

2. 髂腹下神经与髂腹股沟神经（L_1）　在腰方肌前方斜行向下。通常，这2条神经起自同一主干，达腹横肌时才分开。

辨认髂腹股沟神经，并在腹前壁再找到它。可自腹股沟管浅环处向后追踪其至腹内斜肌和腹横肌之间，证实其来自腹后壁。注意这两条神经的变异是常见的，偶尔髂腹股沟神经缺如。

3. 生殖股神经　穿过腰大肌的前面，分布于腹股沟韧带下内侧一小块皮肤及提睾肌。

4. 股外侧皮神经　在近髂前上棘处经腹股沟韧带深面下行，其感觉纤维分布于大腿的外侧面。

5. 股神经（L_2～L_4）比较粗大　位于腰大肌和髂肌的交角处，经腹沟韧带深面至大腿，分布于大腿前面的肌肉和皮肤。

6. 闭孔神经（L_2～L_4）　位于腰大肌内侧缘。先在骨架上找到闭孔，从盆腔内面摸到闭孔沟，然后在尸体盆腔内面触摸闭孔沟，闭孔神经经此穿出盆腔至大腿。在盆腔内，用探针分离闭孔神经，并向上追踪至腰大肌内侧缘。

7. 腰骶干　由 L_4 前支的一部分和 L_5 前支的全部组成，粗大而扁平。腰骶干紧贴髂骨翼下行，参与骶丛的构成。由于腰大肌的遮盖，所以不易观察到此干。

8. 腰交感干　在左腰大肌和脊柱间，除去脂肪和筋膜，沿腰大肌内侧缘可见纵行的左腰交感神经干，干上有3～4个梭形膨大部，为交感神经节。寻找从交感干神经节至腰神经的交通支解剖。提示：只有去除腰大肌，才能完全暴露腰丛及其分支。而且由于这些分支在不同层次穿过腰大肌，所以，可用手指或镊子，将一侧的腰大肌一点一点剥掉，观察腰丛和腰骶干。另一侧腰大肌保留。

九、复习思考题

1. 试述腹膜后隙的概念及所包括的内容结构。

2. 总结肾的位置、毗邻，在肾切除术中要注意避免损伤哪些结构。

3. 简述肾的被膜及其临床意义。

4. 简述肾上腺的毗邻及其血液供应。

5. 试述输尿管的血液供应及其毗邻。

6. 于背部做肾切除术时，应经过哪些层次结构？

第十八章 盆部的解剖

一、目的与要求

1. 了解盆部的境界及盆内脏器的安排。

2. 掌握盆内脏器的位置与腹膜的关系及其临床意义。

3. 掌握盆膈的构成。

4. 了解盆筋膜的配布，掌握筋膜间隙的名称、位置、交通及临床意义。

5. 掌握直肠的形态、位置、毗邻、血供及淋巴回流。

6. 掌握膀胱的位置、毗邻及血供。

7. 理解输尿管的位置、毗邻及行径。

8. 掌握前列腺的位置、毗邻。

9. 掌握子宫的位置、毗邻、固定装置及子宫动脉的行径与输尿管的关系。

10. 掌握卵巢、输卵管的位置与子宫阔韧带的关系。了解卵巢与输卵管的血供。

11. 掌握输精管的分部、走行，精囊腺的位置。

12. 掌握闭孔神经、闭孔血管的行径及连属。

二、概　　述

骨性骨盆由两侧的髋骨、后方的骶骨和尾骨，借助骨连结围成。骶骨的岬、骶翼前缘、髋骨的弓状线、耻骨梳、耻骨的耻骨结节、耻骨嵴和耻骨联合上缘共同连成一环状的界线，它将骨盆分为前上方的大骨盆和后下方的小骨盆。大骨盆又称假骨盆，属腹部。小骨盆又称真骨盆，其上界为骨盆上口，下界为骨盆下口。骨盆的前壁为耻骨、耻骨支和耻骨联合，后壁为凹陷的骶、尾骨前面，两侧壁为髂骨、坐骨、骶结节韧带及骶棘韧带。后两条韧带与坐骨大、小切迹围成坐骨大、小孔。

覆盖骨性盆壁内面的盆壁肌有闭孔内肌和梨状肌，盆底肌有肛提肌和尾骨肌。

盆腔内的主要结构有：直肠、膀胱、输尿管盆部、子宫、卵巢、输卵管、阴道、髂内血管的分支和属支及盆腔内的淋巴。

三、盆腔脏器位置的一般观察

1. 男性盆腔　前为膀胱，后为直肠，两者之间为输精管壶腹、精囊腺和膀胱下方的前列腺。

2. 女性盆腔　前为膀胱，后为直肠，两者之间是子宫、输卵管和卵巢。

上述脏器均在腹膜腔之外。

四、盆腔脏器的一般形态的观察

1. 直肠　是乙状结肠的延续，紧贴骶骨前面，没有系膜。上份属于腹膜间位，前面和两侧有腹膜覆盖；中份，只有前面有腹膜覆盖，属于腹膜外位；下份没有腹膜，直到肛门。

2. 膀胱　空虚的膀胱属于腹膜外位器官，仅在膀胱上面有腹膜；充盈时属于腹膜间位器官。

膀胱空虚时不超过耻骨联合上缘；充盈时超过耻骨联合上缘。

3. 子宫　倒置的梨形，分为子宫底、体、颈三部分。子宫底是两侧输卵管进入子宫处以上的部分；向下为子宫体，子宫体的下部略细，是子宫峡；子宫峡以下的部分是子宫颈。

4. 输精管　位于腹壁下动脉外侧，从腹股沟管深环穿出，斜行跨过小骨盆上口边缘的髂外动静脉入盆，至膀胱底。

5. 子宫圆韧带　跨过小骨盆缘，进入腹股沟管深环。

6. 输尿管　两侧输尿管进入小骨盆所跨结构不同，右侧跨过右髂外动脉起始部，左侧跨过左髂总动脉末端入盆。

7. 卵巢　位于盆腔侧壁卵巢窝，呈扁的卵圆形，分为上下端、前后缘、内外侧面。

8. 前列腺　形如栗子，上为底，与膀胱颈相接。

五、盆内腹膜及其形成结构的剖查

腹膜自前壁向下延伸，遇膀胱则反转至膀胱上壁和底的上部：

1. 男性包绕精囊腺和输精管壶腹后，形成直肠膀胱陷凹转而覆盖直肠。

2. 女性则转向子宫形成膀胱子宫陷凹，包绕整个子宫后并覆盖阴道后穹，再形成直肠子宫陷凹，转而覆盖直肠。

在子宫体的两侧，前后两层腹膜会合成子宫阔韧带，此外可见子宫阔韧带的上部连于输卵管的输卵管系膜和连于卵巢的卵巢系膜。

在卵巢上端，尚可见包绕卵巢血管的腹膜皱襞，称卵巢悬韧带。

六、盆内筋膜及筋膜间隙的剖查

1. 将膀胱向后拉，可见耻骨后间隙或称膀胱前间隙，此间隙内有大量的疏松结缔组织。

2. 间隙的底两侧可见耻骨前列腺韧带（女性为耻骨膀胱韧带）。

3. 在膀胱的两侧还可见膀胱外侧韧带。

4. 在膀胱与直肠之间有直肠膀胱隔（女性为直肠阴道隔），此隔向上与腹膜相连，向下经盆膈连于会阴中心腱。

5. 在直肠与骶骨之间为直肠后隙。

6. 在直肠与直肠膀胱隔之间为直肠前隙，也称骨盆直肠间隙。

7. 在直肠的两侧与盆膈之间为直肠旁隙，此隙的底可见直肠侧韧带，此韧带由直肠下动、静脉及其周围的结缔组织构成。

七、子宫的韧带的剖查

1. 在子宫阔韧带的基底部，解剖出连于子宫颈和盆侧壁的子宫主韧带。

2. 在子宫角，输卵管附着部的前下方，解剖出子宫圆韧带，追踪至其经深环入腹股沟管。

3. 在子宫颈前，找出耻骨子宫韧带。

4. 将子宫底体往前推，检查起自子宫颈，呈弓形向后绕过直肠两侧至骶骨前面的骶子宫韧带。

八、盆内血管、神经的剖查

在骨盆后外侧壁处清理出髂内动脉及其后内侧的髂内静脉，并找出其周围的髂内淋巴结。

（一）动脉

清理髂内动脉的分支，如果静脉遮挡，可切断静脉以显示动脉。

1. 先清理臀上动脉、臀下动脉和阴部内动脉

（1）臀上动脉：粗大，起于髂内动脉后干，穿梨状肌上孔出坐骨大孔，分布于臀肌。

（2）臀下动脉：粗大，起于髂内动脉前干，穿梨状肌下孔出坐骨大孔，供应臀大肌。

（3）阴部内动脉：起自于髂内动脉前干，略细，有时与臀下动脉共干，先穿梨状肌下孔，后入坐骨小孔，进入坐骨直肠窝，分布于肛门和会阴。

2. 在盆壁前外侧清理出穿过闭膜管的闭孔神经、闭孔动脉和闭孔静脉。注意闭孔动脉是否起自腹壁下动脉，临床称此为"死冠"，通常在腹壁下动脉与闭孔动脉之间往往有吻合支存在。

3. 在盆壁后外侧清理出骶外侧动脉，沿骶前孔内侧下行至直肠后部和两侧。

4. 在髂内动脉的下端，清理出分布于膀胱的膀胱下动脉。

5. 分布于直肠的直肠下动脉，起自髂内动脉前干。

6. 女性盆壁在子宫颈的两侧要清理出较粗的子宫动脉，它在输尿管前上方并与其交叉，至子宫颈时分为上、下两支，分别到子宫体和阴道。

（二）静脉

在清理伴行静脉时，注意观察各脏器周围的静脉丛，即膀胱静脉丛、直肠静脉丛、子宫和阴道静脉丛。

（三）神经

清理出第1、2、3、4、5骶神经。

1. 在第2～4骶神经根处清理出盆内脏神经，加入下腹下丛。

2. 骶交感干　沿腰交感干往下追踪，见其在骶前孔内侧下降，越往下越细并向中线靠拢，最后终止于尾骨前面的奇神经节。

3. 腰骶干及骶丛　在骶髂关节前方找出腰骶干，往上追踪，可见其由第4腰神经前支一部分和第5腰神经前支合成。将其往下追踪至梨状肌前面，可见其与骶神经和尾神经前支合成骶丛。

4. 在第5腰椎体前，左、右髂总动脉之间，沿骶岬处仔细清理出错综复杂的上腹下丛，向下清理时可分为左、右两束下腹下丛（盆丛），位于直肠两侧，它与盆内脏神经混合。

九、盆壁结构的剖查

于盆侧壁中部，在耻骨联合与坐骨棘之间可见盆筋膜腱弓，此弓以上为闭孔、内肌及其表面的筋膜，此弓向下发出肛提肌，在弓的后方有尾骨肌，二肌的表面为盆膈上筋膜。

十、离体标本的观察

1. 膀胱与前列腺　观察其外形、分部，注意膀胱三角的有关结构。

2. 直肠与肛管　观察其内面的黏膜结构。

3. 女性内生殖器　观察卵巢的外形、输卵管的分部、辨认输卵管伞、观察子宫的分部、内部结构。

十一、复习思考题

1. 试述直肠的毗邻结构。

2. 试述输尿管盆部的走行及其毗邻关系。

3. 试述男性膀胱空虚时的毗邻关系。

4. 试述子宫的分部、血液供应及淋巴回流。

第十九章　会阴（示教）

一、目的与要求

1. 掌握会阴的境界与分区，掌握肛管的位置、内面观和肛门括约肌的组成。

2. 掌握坐骨直肠窝的境界与内容。

3. 掌握尿生殖三角浅筋膜、深筋膜的延续与分布。

4. 掌握会阴浅隙、深隙的位置与内容。

5. 了解会阴部的血管，掌握阴部神经的分支、走行。

6. 了解阴茎的层次结构，掌握男性尿道的分部、不同部位损伤破裂后尿液外渗范围。

7. 了解阴囊的层次，睾丸、附睾的被膜。

二、概　　述

（一）体表标志的辨认

利用男女会阴标本结合图谱或模型，辨认下列标志：前方的耻骨联合及其向外延伸的耻骨弓，两侧粗大的坐骨结节，后方正中的尾骨尖，后外侧可见臀大肌后缘。

（二）会阴的概念、境界及分区

1. 广义的会阴　　会阴是指盆膈以下封闭骨盆下口的全部软组织。呈菱形，耻骨联合下缘为前角，尾骨尖为后角，两侧的坐骨结节为侧角，前外侧界为坐骨支和耻骨下支，后外侧界为骶结节韧带。

2. 狭义的会阴　　在男性是指阴囊根与肛门之间的部分，在女性是指阴道前庭后端与肛门之间的部分，又称产科会阴。

通过两侧坐骨结节间的连线，可将广义会阴分为前方的尿生殖区与后方的肛区。

三、尿生殖区的层次观察

尿生殖区由浅及深依次为皮肤、浅筋膜（脂肪层、膜性层：会阴浅筋膜）、会阴浅隙及其内的结构、深筋膜（尿生殖膈上、下筋膜）、会阴肌（浅层、深层肌）。

（一）皮肤

此区的皮肤特征是较薄、色素较多和阴毛较多。

男性的阴茎皮肤更薄，阴囊的皮肤有许多皱褶，中线处有阴囊缝，它与阴茎缝相续。

女性此区的皮肤与男性相似，只是大阴唇的皮肤无皱褶，小阴唇的皮肤如黏膜。

（二）浅筋膜

浅筋膜分为浅、深两层，浅层为脂肪层，深层为膜性层。

1. 浅筋膜脂肪层　　浅筋膜的浅层为脂肪组织，但阴茎为疏松结缔组织，阴囊无脂肪层，中线处延伸为阴囊中隔；大阴唇处为较厚的脂肪组织。

2. 会阴浅筋膜（Colles筋膜）　　是浅筋膜的深层，为一层结缔组织膜，覆盖于会阴肌浅层及各海绵体后部的下面。

此筋膜向后与尿生殖膈后缘相连，前上方与阴囊肉膜、浅阴茎筋膜及腹前外侧壁的浅筋膜深层（Scarpa筋膜）相连续。两侧附着于耻骨支，然后沿腹股沟韧带下方一横指与大腿的阔筋膜相附着，因此会阴浅隙的尿外渗不会向后和两侧渗出。

（三）会阴浅隙

会阴浅隙位于会阴浅筋膜与尿生殖膈下筋膜之间，又称会阴浅袋，此隙向前开放。

男性此隙内两侧可见阴茎脚及其表面包绕的坐骨海绵体肌，后方有较细的会阴浅横肌，中部可见尿道球及其表面包绕的球海绵体肌。

女性此间隙内前方为较大的前庭球和后方较小的前庭大腺。两侧和后方结构与男性相似，只不过改为阴蒂脚。

在每侧3块肌肉之间可见会阴动脉和会阴神经。在阴茎脚或阴蒂脚的深层还可见阴茎（蒂）动脉和静脉及阴茎（蒂）背神经。

（四）会阴浅肌

会阴浅肌（位于会阴浅隙）包括会阴浅横肌、坐骨海绵体肌及球海绵体肌3对肌肉。

（五）深筋膜

浅层为尿生殖膈下筋膜，又称会阴膜；深层为尿生殖膈上筋膜。

1. 两层膜皆呈三角形，两侧几乎呈水平位附着于耻骨弓。

2. 后缘终于坐骨结节的连线上，与会阴浅筋膜一起，三者相互愈着。

3. 前缘在耻骨联合下两层相互愈着、增厚形成会阴横韧带。

会阴横韧带与耻骨弓状韧带之间有一裂隙，阴茎（阴蒂）背深静脉穿过此隙。

（六）会阴深隙

会阴深隙位于尿生殖膈上、下筋膜之间，为一封闭的间隙。

男性会阴深隙内有会阴深横肌、尿道括约肌和尿道球腺。女性会阴深隙有会阴深横肌和呈8字形围绕尿道和阴道的尿道阴道括约肌。

（七）会阴深肌

会阴深肌（位于会阴深隙）包括会阴深横肌及尿道括约肌（女性为尿道阴道括约肌）。

（八）尿生殖膈

此膈由尿生殖膈上、下筋膜及其间的会阴深隙组成。

四、肛区层次结构的观察

由浅及深依次为：皮肤、浅筋膜及盆膈。

1. 皮肤　　此区皮肤的特征是较厚。肛门周围则较薄且色素和肛毛较多。

2. 浅筋膜　　此区的筋膜充满在坐骨直肠窝内，为大量的脂肪组织。在肛门周围有明显的肛门外括约肌，它由皮下部、浅部和深部组成。在坐骨直肠窝外侧壁，坐骨结节内侧面，有由闭孔筋膜形成的一个管状裂隙，称阴部管（Alcock管），管内有阴部内动、静脉和阴部神经。由它们发出的数支肛动脉、肛静脉和肛神经分布到肛门括约肌和肛管。

3. 盆膈 此膈由盆膈上、下筋膜及其间的肛提肌和尾骨肌组成。

五、离体标本的观察

1. 阴囊的层次 浅层为皮肤和肉膜。再向深层依次为精索外筋膜、提睾肌、精索内筋膜和睾丸鞘膜壁层、脏层。脏层贴于睾丸和附睾表面，两层之间为鞘膜腔。

2. 阴茎的结构 阴茎由背侧的2个阴茎海绵体和腹侧的尿道海绵体组成，在横断面的标本上可见3个海绵体周围有一层阴茎深筋膜包绕，于中线背侧在该筋膜的浅层和深层，分别有阴茎背浅静脉和阴茎背深静脉，后者的两侧依次为阴茎背动脉和阴茎背神经。3个海绵体各自的周围可见明显的白膜。

3. 盆部正中矢状切 观察男性尿道的分部（前列腺部、膜部和海绵体部）、狭窄（尿道内口、膜部和尿道外口）、扩大（前列腺部、尿道球部和尿道舟状窝）、弯曲（耻骨下曲和耻骨前曲）。

六、盆部与会阴的示教标本

1. 骨盆标本。

2. 男女盆壁标本。

3. 男女带腹膜的整盆标本。

4. 男女盆部正中矢状切标本。

5. 女性盆部水平切标本。

6. 男女盆腔经膀胱冠状切标本。

7. 膀胱、男性生殖器游离标本。

8. 女性生殖器游离标本。

七、复习思考题

1. 试述坐骨直肠窝的位置、形态、境界及主要内容。

2. 试述会阴浅隙和会阴深隙的位置及内容。

第二十章　下肢前面的解剖

一、目的与要求

1. 掌握大隐静脉及其属支，了解腹股沟浅淋巴结、阔筋膜、髂胫束及隐静脉裂孔。

2. 了解骨筋膜鞘，掌握肌腔隙、血管腔隙。

3. 掌握股三角的境界、内容和股管及股鞘、收肌管的构成及其内容。

4. 了解支配股内侧肌群的闭孔神经的行径及分支分布范围。

5. 以腓骨小头为标志，掌握腓总神经的局部位置。

6. 了解小腿前群、外侧群肌肉及支配这些肌肉的血管和神经。

7. 掌握胫前动脉和腓深神经的行径。

8. 掌握腓浅神经的行径。

二、概　　述

（一）境界分区

下肢前面可分为4个区域：股前区、膝前区、小腿前区、足背。本次课主要操作股前区和小腿前区。

（二）层次结构

皮肤、浅筋膜、深筋膜、肌肉、血管神经束。

（三）表面解剖

1. 股前部　髂前上棘、耻骨联合上缘、耻骨结节。

2. 小腿前部　髌骨，髌韧带，胫骨粗隆，股骨内、外侧髁、胫骨内、外侧髁、腓骨小头，收肌结节，胫骨前缘，足内、外踝。

三、皮肤切口

从髂前上棘到耻骨结节，沿腹股沟韧带做一斜行切口，此切口内侧端再绕阴囊根部延伸至大腿内侧面。

分别在膝、小腿、踝做横行切口。

从腹股沟韧带中点向下沿下肢前面正中做纵行切口，依次经过膝、小腿、踝的横行切口（图20-1）。

切皮时，特别是在腹股沟部，注意勿伤皮下神经、血管和淋巴结等。

将下肢前面的皮肤分别向内侧向外侧翻开。

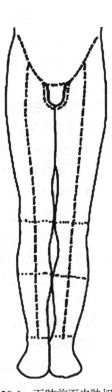

图20-1　下肢前面皮肤切口

四、股前区的层次解剖

（一）寻找和观察浅筋膜内的血管神经

1. 大隐静脉　在股骨内侧髁后内缘处，找到大隐静脉，向上追踪至隐静脉裂孔处，见其穿筛筋膜入股静脉（暂不解剖）。

在大隐静脉近端细心寻找在此附近注入大隐静的5条浅静脉：旋髂浅静脉、腹壁浅静脉、阴部外静脉、股内侧浅静脉和股外侧浅静脉。

前3条浅静脉有同名动脉伴行。若动脉内注有红色颜料，这3条动脉呈红色，可提供寻找的方向。

2. 腹股沟浅淋巴结　在追踪前3条浅静脉和伴行动脉的过程中，可见到沿腹股沟韧带下缘平行排列的腹股沟上浅淋巴结，观察后将其清除。

3. 寻找各皮神经

（1）股外侧皮神经：在髂前上棘下方5~10cm，寻找股外侧皮神经穿出点，它是腰丛的分支，再向下修洁追踪。

（2）股中间（前）皮神经：在股前部中线上、中交界处，寻找由股神经发出的股中间皮神经。

（3）股内侧皮神经：在大腿内侧中、下1/3交界处，寻找由股神经发出的股内侧皮神经。

（4）闭孔神经皮支：在隐静脉裂孔下方，大隐静脉内侧试着寻找分布于大腿内侧面的皮支。

（二）修洁

保留浅血管和皮神经，清除浅筋膜，暴露深筋膜。

（三）股前区的深层解剖

下肢的深筋膜是致密的结缔组织，各部的深筋膜相互延续，像长筒袜子一样包裹着整个下肢肌的表面。深筋膜在某些部位向深处伸出肌间隔，附着于骨，将肌群分隔于不同的骨筋膜鞘里。

1. 观察阔筋膜形成的两个重要结构　隐静脉裂孔和髂胫束。

（1）隐静脉裂孔：在大隐静脉注入股静脉处，可见隐静脉裂孔（卵圆窝），窝面上的薄层疏松组织是筛筋膜，窝外侧缘锐利为镰状缘。

（2）髂胫束：附于髂嵴前部与胫骨外侧髁之间的阔筋膜显著增厚为髂胫束。

纵行切开髂胫束上部，可见包裹在其中的阔筋膜张肌。

2. 切开并翻转阔筋膜，保留髂胫束　沿腹股沟韧带下缘切开阔筋膜，至隐静脉裂孔外侧缘折向下绕隐静脉裂孔的下缘横切至股内侧（保留完整的隐静脉裂孔），再向下切至股骨内侧髁，向外经髌骨上缘横切至髂胫束前缘（注意不要切断髂胫束）。

将阔筋膜翻向外侧，显露大腿前、内侧部肌肉。用手沿髂胫束内面向后深入，阻手前进的即为股外侧肌间隔，股内侧肌间隔不必探查。

3. 解剖辨认各肌　可观察到大腿前群肌、内侧群和髋肌前群，在不损伤血管神经的情况下，游离辨认各肌。

（1）大腿前群肌：缝匠肌和股四头肌。

1）剖查缝匠肌：清除其表面的筋膜，游离，观察其起止点，明确作用。

2）剖查股四头肌：股四头肌粗大，从外侧、前面和内侧包裹股骨。清理辨认4个头：在表面，由外向内依次为股外侧肌、股直肌和股内侧肌。牵开股直肌，可观察到其深面的股中间肌。

4个头在下方合成一个肌腱附着于髌骨，自髌骨向下延伸续为髌韧带，止于胫骨粗隆。

观察该四头肌的起止，明确其作用。

（2）股内侧群：也称为内收肌，共5块。清除肌表面的结缔组织，辨认各肌。在浅层由内向外依次是股薄肌、长收肌、耻骨肌；从长收肌和股薄肌之间分别向内外侧牵拉二肌，可暴露位于长收肌深面的短收肌和部分大收肌。

（3）髋肌前群：阔筋膜张肌和髂腰肌。

1）阔筋膜张肌：纵行剖开髂胫束上部的筋膜，可见位于其上部两层之间的阔筋膜张肌。

2）髂腰肌：在缝匠肌上端的内侧可观察到一肌隆起，即为髂腰肌。

4. 解剖股三角

（1）剖查股三角的构成：上界为腹股沟韧带，下外侧界为缝匠肌内侧缘，下内侧界为长收肌内侧缘，前壁为阔筋膜，后壁为髂腰肌、耻骨肌、长收肌及其筋膜。

（2）剖查股三角内的结构：由外向内依此为股神经、股动脉、股静脉、腹股沟深淋巴结等。

股、动静脉被股鞘包裹。

1）打开股鞘：股鞘为包绕股动、静脉的致密结缔组织，漏斗形，长3～4cm，向下与股血管外膜融合。

股鞘被2个纤维隔分成3个腔室，由外向内依次是含股动脉的腔隙、含股静脉的腔隙、股管。依次解剖3个腔室，暴露其内的结构：①在股鞘的外侧份做垂直切口，暴露股动脉；②在股鞘的中份做一垂直切口，暴露股静脉；③在股鞘的内侧份做一垂直切口，打开股管，内有少量的深淋巴结及疏松结缔组织。

清除这些组织，伸入小指，体会股管的上口就是股环。其前界是腹股沟韧带，后界是耻骨梳韧带，内侧界是腔隙韧带，外侧界是股静脉内侧的纤维隔。

2）剖查股动脉及其分支和股静脉：①游离股动、静脉主干，并追踪股动脉起始处的3条浅动脉分支：腹壁浅动脉、旋髂浅动脉和阴部外动脉。②在股动脉后外侧壁，距腹股沟韧带3～5cm处找到股深动脉，追踪其分支旋股外侧动脉（发自股深动脉外侧壁，经缝匠肌深面进入腹直肌深面）、旋股内侧动脉（发自股深动脉内侧壁，经髂腰肌与耻骨肌之间行向后）和3～4支穿动脉（穿过耻骨肌下缘、短收肌和大收肌至股后区）。

3）解剖股神经及其分支：于腹股沟韧带下方，紧贴股动脉的外侧垂直切开髂腰筋膜，暴露股神经。

沿其主干向下游离其分支：前皮支（穿缝匠肌浅出）、隐神经（贴附股动脉前面下降）、肌支（进入大腿前群肌）。

4）寻找腹股沟淋巴结：腹股沟淋巴结位于股静脉上段周围。

5. 剖查收肌管

（1）解剖收肌管的构成：在股三角尖切断缝匠肌，将离断的下半部分牵向下方，可看到张于股内侧与长收肌、大收肌之间的白色腱膜，即收肌腱板。纵行切断收肌腱板，暴露收肌管。

前壁：缝匠肌和收肌腱板。

外侧壁：股内侧肌。

后内侧壁：长收肌、大收肌。

大收肌与股骨下端之间确认收肌腱裂孔，股血管穿过，进入腘窝。

（2）剖查收肌管内的结构：清理管内血管神经，观察其排列顺序。由前向后依此为隐神经、股动脉、股静脉。

注意，隐神经不穿收肌腱裂孔，而是穿收肌管前壁浅出。

6. 剖查闭孔血管、闭孔神经　闭孔血管与闭孔神经伴行，闭孔神经支配股内侧肌群（耻骨肌主要由股神经支配）。

（1）从长收肌起点下方5cm处切断该肌，翻开，暴露短收肌，找出走行于短收肌前面的闭孔神经前支。

（2）从短收肌起点处切断该肌，找出走行于短收肌与深面大收肌之间的后支。

五、小腿前区的层次解剖

1. 寻找浅筋膜内的血管神经

（1）隐神经：主干与大隐静脉伴行，走在小腿前内侧，下行至足背内侧缘，分布于小腿内侧面、足背内侧缘的皮肤。

（2）腓浅神经终末支：在小腿前外侧下1/3段的深筋膜表面找到腓浅神经的终末支，向远端追踪至足背，分布于足背中间的皮肤。

2. 保留已找到的血管神经，剔除浅筋膜。

3. 小腿前区深层解剖　小腿前外侧区深筋膜较致密。在胫侧，与胫骨体内侧面的骨膜紧密融合；在腓侧，发出前、后肌间隔止于腓骨骨膜。这样，前、后肌间隔，胫、腓骨骨膜与骨间膜共同围成前、外侧骨筋膜鞘，容纳相应肌群及血管、神经。

（1）剖查小腿前骨筋膜鞘：垂直切开小腿前骨筋膜鞘的深筋膜，向外侧分离深筋膜，在胫骨外侧踝下方可见肌纤维起自深筋膜；向内侧分离深筋膜，可见深筋膜连于胫骨锐利的前缘。

（2）剖查小腿前群肌：共4块。

1）由胫侧向腓侧清理、辨认胫骨前肌、踇长伸肌、趾长伸肌和第3腓骨肌。注意踇长伸肌的位置较深，下部肌腱浅出。

2）追踪各肌腱至足部附着点。

3）牵拉胫骨前肌腱，确认其附着于足内侧缘，验证其足内翻的作用。

（3）剖查小腿前骨筋膜鞘内的血管神经。

1）胫前动、静脉：①在小腿上段，胫前动、静脉较深，可在胫骨前肌与趾长伸肌之间、小腿骨间膜前面找到，追踪至穿骨间膜上缘。②在小腿下段，胫前动、静脉位置较浅，可在胫骨前肌与踇长伸肌之间找到。

2）腓深神经：①于腓骨长肌深面绕过腓骨颈进入前骨筋膜鞘，继而穿踇长伸肌与胫前血管伴行。②观察腓深神经支配小腿前群肌的肌支。③追踪腓深神经至足背。

六、小腿外侧区的层次解剖

1. 剖查小腿外侧骨筋膜鞘　纵行切开小腿外侧骨筋膜鞘深筋膜，暴露外侧区肌。

2. 剖查外侧群肌　腓骨长、短肌。

清理腓骨长、短肌，腓骨短肌位于腓骨长肌深面，向下追踪，确认腓骨短肌止于第五跖骨粗隆，腓骨长肌腱绕过足外侧缘的骰骨进入足底，止于第一跖骨底（解剖足的时候可验证）。

提拉腓骨肌，确认其足外翻及跖屈的作用。

3. 解剖腓浅神经　在腓骨短肌前缘找出腓浅神经，向远端追踪其皮支至足背（已剖查），向近端沿腓骨长短肌之间追踪至腓骨颈，观察腓总神经与腓浅神经、腓深神经的延续关系。

七、复习思考题

1. 试述股部前骨筋膜鞘的内容。

2. 试述肌腔隙的境界和内容。

3. 试述小腿前筋膜鞘的构成及其内容。

4. 试述血管腔隙的境界和内容。

5. 试述股鞘的构成和内容。

6. 试述股管和股环的构成及其临床意义。

7. 试述收肌管的位置、境界及内容的前后排列顺序。

8. 试述胫前动脉的起止和行程。

第二十一章　臀部的解剖

一、目的与要求

1. 了解臀部由浅入深的层次结构，浅筋膜的特点，皮神经的分布范围。

2. 了解臀部深筋膜及臀肌。

3. 掌握通过梨状肌上、下孔的血管（臀上动、静脉，臀下动、静脉，阴部内动、静脉）及神经（臀上神经、臀下神经、坐骨神经、股后皮神经、阴部神经）的局部位置。

4. 掌握坐骨小孔的穿行结构。

5. 了解髋关节周围动脉网的构成。

二、概　　述

（一）境界分区

臀区的境界：上为髂嵴，下为臀沟，内侧为骶、尾骨外侧缘，外侧为髂前上棘至大转子间的连线。

（二）层次结构

皮肤、浅筋膜、深筋膜、肌肉、血管、神经。

（三）表面解剖

复查髂前上棘、耻骨联合上缘、耻骨结节。

三、皮肤切口

先将尸体俯卧，在髂前下棘处放一木枕。

从髂前上棘起沿髂嵴切到髂后上棘。

由骶部正中线切至尾骨头，再绕肛门至臀沟转斜向外下到大腿外侧中点做一斜切口（图21-1）。

四、层次解剖

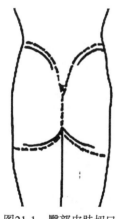

图21-1　臀部皮肤切口

（一）皮肤、浅筋膜

把臀部皮肤向外侧剥离翻开。

臀部的浅筋膜纤维致密，皮神经细小，不易找到，不必花过多时间。

寻找浅筋膜内的血管、神经：

（1）髂腹下神经外侧皮支：在髂前上棘与髂结节之间，从髂嵴开始向下找。

（2）臀上皮神经：在竖脊肌外缘与髂结节之间的髂嵴上缘内寻找出臀上皮神经。

（3）臀中皮神经：在骶正中嵴两侧骶后孔处寻找出臀中皮神经。

（4）臀下皮神经：在臀大肌下缘的浅筋膜内寻找1～2支返行向上的臀下皮神经。

（5）股后皮神经：主干沿股后正中线紧贴深筋膜深面走行，终末支在腘窝处浅出，沿途浅出数支分布在股后面的皮肤。

（二）深筋膜

臀部深筋膜致密，并与肌纤维紧密相连，应耐心清除，外侧清除到髂胫束为止。

在臀大肌下缘处，注意不要切断臀下皮神经和股后皮神经。

（三）肌肉、血管、神经

1. 剖查臀大肌

（1）仔细清除臀筋膜，观察臀大肌的起止和纤维走行方向，并可见到臀大肌上方的一部分臀中肌。

（2）观察臀大肌后，先用手指或刀柄沿臀大肌下缘中点向上伸入其深面，再用手指从臀大肌上缘中份向下伸入臀大肌深面，尽可能使臀大肌与深面的结构分离。

（3）然后沿臀大肌的起点处切断，注意勿切断深面的骶结节韧带，将肌向外侧翻开。

（4）紧靠臀大肌切断进入该肌的神经和血管，观察该肌与大转子之间最大的臀大肌转子囊和与坐骨结节间的臀大肌坐骨囊。可用刀尖划破一薄层，掀开可见平滑的黏液囊壁。

2. 剖查臀大肌深面的结构 在不伤及血管神经的前提下，用血管钳清除肌肉表面的疏松结缔组织，辨认以下各肌。

（1）臀中肌、臀小肌：臀中肌位于梨状肌上方，部分被臀大肌覆盖。先自上而下用镊子小心分清臀中肌、梨状肌的境界。继而在臀中肌的中部切断并翻开，观察其深面的臀小肌。

注意，有时臀中肌与臀小肌的肌纤维走行混杂，难以分开。

（2）梨状肌：从坐骨大孔穿出，将坐骨大孔分为梨状肌上孔和下孔。

（3）其他肌肉。

1）闭孔内肌横穿坐骨小孔，以长的肌腱止于股骨转子间窝；

2）此肌腱的上下方分别有上、下孖肌附着；

3）在下孖肌的下方确认股方肌，延伸于坐骨结节与转子间嵴之间；

4）在股方肌与下孖肌之间的深面，可找到闭孔外肌腱，切开股方肌，暴露闭孔外肌。

3. 剖查臀部的血管神经 血管均来自髂内动、静脉的分支或属支；神经均来自骶丛。

（1）在梨状肌上缘清理并辨认臀上神经、臀上动脉及臀上静脉。

臀上动脉的部分分支会从梨状肌上缘浅出，营养臀大肌，其余分支和臀上神经直接从梨状肌上孔进入臀中肌和臀小肌之间。

（2）清理梨状肌下缘处，从外侧向内侧依次辨认：坐骨神经、股后皮神经、臀下神经、臀下动脉及静脉、阴部内血管、阴部神经等。

后两者出梨状肌下孔后，随即绕坐骨棘进入坐骨小孔，至坐骨直肠窝和尿生殖三角内。注意坐骨神经与梨状肌的关系。

1）坐骨神经：是全身最大的神经，经坐骨结节和股骨大转子之间的中间下行。常见变异。

2）臀下动、静脉及神经：均营养支配臀大肌。

3）阴部内动、静脉和阴部神经：切断并翻开骶结节韧带，暴露坐骨小孔，清理此处的结缔组织，可见这组结构，由外向内依次排列，从梨状肌下孔穿出随即进入坐骨小孔，进入坐骨直肠窝，分布到会阴区。

五、复习思考题

1. 试述穿经梨状肌上孔的结构由外侧至内侧的名称顺序。

2. 试述穿经梨状肌下孔的结构由外侧至内侧的名称顺序。

3. 试述穿经坐骨小孔的结构及穿经结构由外侧至内侧的名称顺序。

第二十二章 下肢后面的解剖

一、目的与要求

1. 掌握坐骨神经的行径、分支和分布范围。

2. 了解膝后区的浅层结构，掌握腘窝的境界与内容。

3. 了解小腿后区浅层结构，掌握小隐静脉的起止、行程和注入。

4. 掌握胫后血管、胫神经的起止、行程、分支分布。

二、概　　述

（一）境界分区

下肢后面主要包括3个区域：股后区、腘窝和小腿后面。

（二）层次结构

皮肤、浅筋膜、深筋膜、肌肉、血管神经束。

（三）表面解剖

复查髌骨，髌韧带，胫骨粗隆，股骨内、外侧髁，胫骨内、外侧髁，腓骨小头，收肌结节，胫骨前缘，足内、外踝。

三、皮 肤 切 口

在股后区股骨内、外侧髁间做一横行切口。

自臀区的下界切口处，沿股后区正中线做纵行切口直达上述横行切口。

在内、外踝间的后面做一横行切口。

从小腿上端后面的横行切口向下沿小腿后面正中纵行切开至内、外踝之间（图22-1）。

四、层 次 解 剖

（一）皮肤、浅筋膜

1. 沿皮肤切口向内、外侧翻开皮肤。

2.寻找浅筋膜内的血管神经

（1）股后皮神经：主干位于股后区深筋膜的深面，但可见在腘窝上部浅出至皮下。

（2）小隐静脉：在外踝后方起自足背静脉网，自足背静脉弓的外侧端，经外踝后方沿小腿后区中线，上行于浅筋膜内，于腘窝处见其穿腘筋膜注入腘静脉。

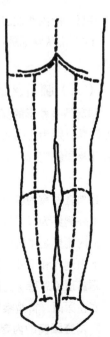

图22-1　下肢后面皮肤切口

（3）腓肠内侧皮神经：发自胫神经，在深筋膜深面，腓肠肌内外侧头之间下行，在小腿中部穿深筋膜浅出，与腓肠外侧皮神经的交通支合并成腓肠神经。

（4）腓肠外侧皮神经：由腓总神经发出，于腘窝外侧角穿出深筋膜，沿小腿后外侧下行，它于腓骨头附近发出交通支，向内斜向腓肠内侧皮神经并与之连合，构成腓肠神经，向下经外踝后方再向前延续为足背外侧皮神经。

（二）股后区的深层结构

保留找到的血管神经，清除浅筋膜。

股后区的深层结构均包绕于后股筋膜鞘内，鞘内的结缔组织间隙上通臀部，下连腘窝。二者的炎症可沿此间隙内的血管神经束相互蔓延。

1. 深筋膜 沿股后区中线处轻轻切开深筋膜，直达腘筋膜，在股后区寻找出股后皮神经主干。在腘窝处寻找出小隐静脉注入部。

以上两结构均不能损伤或切断。

2. 剖查股后区的肌肉、神经和血管

（1）股二头肌（在股后外侧）：在股后外侧修洁股二头肌的长短头，短头起自股骨粗线，长头与半腱肌、半膜肌一同起自于坐骨结节，股二头肌肌腱向下外至于腓骨头，注意腓总神经紧贴股二头肌腱内侧走行。

其长、短头分别接受坐骨神经及腓总神经分支支配。

（2）半腱肌与半膜肌（在股后内侧）：在股后内侧修洁半腱肌、半膜肌，半腱肌向下内止于胫骨上端内侧面，半膜肌位于半腱肌深面，止于胫骨内侧髁后面。

在其上端寻找进入它的坐骨神经分叉。

（3）分离坐骨神经：从臀大肌下缘续查坐骨神经，向外侧牵拉股二头肌长头，显露坐骨神经及其分支，修洁坐骨神经，追踪其分支，支配大腿后群肌。

在腘窝上角处分为胫神经和腓总神经（有时分支的位置可能较高）。

注意，向内侧发出的分支较多。

（4）辨认穿动脉：提起股二头肌，沿股骨的内侧寻认3～4条穿动脉，注意它们彼此之间的吻合。

（三）膝后区的深层结构——腘窝

腘窝是呈菱形的深窝，其上外侧界为股二头肌；上内侧界是半腱肌和半膜肌；下内侧界、下外侧界分别为腓肠肌的内外侧头。腘窝顶为腘筋膜，腘窝的底自上而下为股骨腘面、膝关节囊后部及腘斜韧带、腘肌及其筋膜。在腘窝内自后向前依次排列着胫神经、腘静脉、腘动脉三大结构。

1. 剖查腘窝的境界 腘窝是呈菱形的深窝。

上外侧界为股二头肌。

上内侧界是半腱肌和半膜肌。

下内侧界和下外侧界分别为腓肠肌的内外侧头，在腓肠肌外侧头的深面见有跖肌。

腘窝顶（后壁）为腘筋膜，已解剖。

底在深面，待观察腘窝内容后再检查。

2. 剖查腘窝的内容 清理腘窝脂肪组织和腘窝淋巴结后，可见在腘窝内自后向前依次排列着胫神经、腘静脉、腘动脉三大结构。

（1）腘窝的神经：位置最浅，被脂肪包裹，都是坐骨神经的分支。

1）胫神经：在腘窝中线上为坐骨神经本干的直接延续，清理时见其经比目鱼肌深面进入小腿后群肌。分出肌支和腓肠内侧皮神经。

2）腓总神经：在腘窝上端发出，沿股二头肌腱内侧斜向外下方，越过腓肠肌外侧头及跖肌表面，绕过腓骨颈的外侧进入腓骨长肌起始部的深面。在行程中见它分出腓肠外侧皮神经及腓肠神经交通支。

（2）腘静脉：在胫神经与腘动脉之间，注意彼此的关系，属支可以不检查，应当观察小隐静脉注入的情况。

（3）腘动脉：它的位置最深，是股动脉出收肌管的延续，沿腘窝中线附近下降，在比目鱼肌腱弓前（深面）入小腿，它的分支供应膝关节，另有肌支供应腘窝附近肌肉。腘动脉的分支可参考教科书和示教标本，找出几支即可，不必细追。向左、右侧推动腘窝的血管和神经，检查窝底自上而下是由股骨腘面、膝关节囊和腘肌构成。

（四）小腿后区的深层结构

小腿后面的深筋膜较坚韧，与胫骨骨膜、腓骨骨膜、骨间膜及后肌间隔共同围成后骨筋膜鞘，容纳小腿后群肌及血管、神经束。

1. 深筋膜 在不损伤神经、血管的原则下，清除皮下脂肪，观察小腿后骨筋膜鞘，在中线纵切深筋膜，翻向两侧，暴露肌层。

2. 剖查小腿后骨筋膜鞘内的肌肉、血管、神经

（1）小腿后群浅层肌。

1）小腿三头肌：观察腓肠肌的形状，切断腓肠肌内外侧头，翻转腓肠肌，暴露比目鱼肌，确认小腿三头肌的起止和功能。

2）腘肌：在比目鱼肌上方，腓肠肌两头与跖肌的深面。

3）跖肌：有时缺如或有2块。肌腹细小，肌腱细长，斜行于腓肠肌与比目鱼肌之间，向下并入跟腱。

肌腱常用来外科肌腱再植。

（2）小腿后群深层肌：内侧为趾长屈肌，外侧为姆长屈肌，中间是胫骨后肌，要特别注意这三肌肌腱在内踝后方相互关系的变化。在这3块肌肉表面覆有深筋膜。

（3）剖查胫后动脉。

1）翻开比目鱼肌，在跟骨结节上方5cm处切断跟腱，切断比目鱼肌在胫骨的起始部，保留在腓骨的附着处，向外侧翻开比目鱼肌，暴露胫后动脉。

2）胫后动脉的行程，从腘肌下缘经比目鱼肌腱弓，与胫神经共同下行在浅、深两层肌之间，初在胫骨后肌之后，继而行于趾长屈肌和姆长屈肌之间，然后经内踝后方到足底，注意与其伴行的胫神经。观察胫后动脉有以下分支。①腓动脉：贴近腓骨内侧缘下降，行于姆长屈肌与腓骨之间。②胫骨滋养动脉：进入胫骨上部。③肌支：较多，分布到相邻各肌。

（4）剖查胫神经：它在小腿上部位胫后动脉内侧，以后斜越过动脉浅面到达动脉外侧，胫神经发出肌支及皮支到小腿后面的肌肉和皮肤。

五、复习思考题

1. 试述坐骨神经的体表投影。

2. 试述腘窝的境界及内容的排列顺序。

3. 试述小腿后筋膜鞘的构成及其内容。

4. 试述胫后动脉、腓动脉的起止和行程。

第二十三章　踝和足的解剖（示教）

一、目的与要求

1. 掌握足背动脉的行径、分支分布范围及表面定位。

2. 了解足背浅筋膜内的血管（大隐静脉、小隐静脉、足背静脉弓）和神经（腓浅神经、腓深神经、腓肠神经、隐神经）的位置及其临床意义。

3. 了解足底肌肉层次安排。

4. 掌握足底内、外侧血管及神经的局部位置。

5. 掌握踝管的构成及内容物的排列，了解腓骨肌上下支持带和踝关节内、外侧韧带的位置及作用。

6. 了解足底内外侧纵弓、横弓的构成及作用。

二、概　　述

（一）境界分区

1. 踝的境界　上界：平内外踝的基底的环线。下界：过内外踝尖的环线。

踝的远侧为足部。

2. 分区　踝分为踝前后区；足分为足背和足底。

（二）层次结构

皮肤、浅筋膜、深筋膜、肌肉、血管神经束。

（三）表面解剖

足内、外踝，舟骨粗隆、第五跖骨粗隆。

三、皮 肤 切 口

在内、外踝间的前面做一横行切口。

在足背趾根部做一横行切口。

在足背中线做一纵行切口与上述2个切口相接。

在足底趾根部做一横行切口。

在足底中线做一纵行切口。

注意上述切口在踝和足背的切口宜浅，以免伤及皮神经和浅血管（图23-1）。

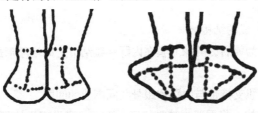

图23-1　踝和足的皮肤切口

四、踝前区和足背的层次解剖

（一）剥离皮瓣

将足背、趾背皮肤向两侧翻开。

（二）寻找和观察浅筋膜内的血管神经

1. 大隐静脉　在内踝前方起自足背静脉弓，自足背静脉弓的内侧端，经内踝前方沿小腿内侧上行，可见与之伴行的隐神经沿小腿内侧向下经内踝前方至足的内侧缘处。

2. 小隐静脉　从足背静脉弓内侧端开始，向外侧追踪并修洁足背静脉弓，可见小隐静脉起于该静脉弓的外侧端，追踪至外踝后方，同时在足背外侧缘寻找与小隐静脉伴行的足背外侧皮神经（腓肠神经的终支）。

3. 寻找皮神经

（1）向下追踪前面已经找到的腓浅神经的分支：足背内侧皮神经和足背中间皮神经。

（2）然后在第一跖骨间隙的前部寻找腓深神经的终支。

保留浅血管和皮神经，清除浅筋膜，暴露深筋膜。

（三）足背深层的解剖

1. 深筋膜　足背深筋膜是小腿深筋膜的延续，主要形成伸肌上、下支持带。

（1）修洁伸肌上、下支持带。在踝关节前上方，深筋膜横向纤维增厚，形成伸肌上支持带；在踝关节前下方近足背处，深筋膜横向纤维增厚，形成伸肌下支持带，呈Y形。

观察这些支持带的附着点，明确其约束的肌腱及防止其移动的功能。

（2）切开伸肌支持带，翻开，观察其深面穿过的结构及排列顺序。

注意观察是否存在第三腓骨肌：起自腓骨下1/3前面及骨间膜，止于第五跖骨底背侧面，主要协同踝关节背伸、足外翻及外旋。

2. 剖查足背肌　踇短伸肌、趾短伸肌。

于趾长伸肌腱的深面找出踇短伸肌和趾短伸肌，前者止于踇趾，后者止于第2～4趾。

3. 剖查足背血管

（1）足背动脉：在踝关节前方位于踇长伸肌腱与趾长伸肌腱之间可触及搏动。追踪至第一跖骨骨间隙，在此发出2个终末支：第一跖背动脉和足底深支。

（2）足底深支：垂直穿入足底，与足底外侧动脉吻合成足底弓。

（3）其他分支：细小，不需分离。

4. 剖查足背神经　腓深神经到达足背，支配足背肌。

五、踝后区的层次解剖

1. 翻开皮肤、浅筋膜。

2. 剖查深筋膜及其形成的结构。

（1）屈肌支持带：为踝后区的深筋膜在内踝和跟结节之间增厚形成的。

（2）踝管。

1）确认其构成：屈肌支持带与内踝和跟骨共同围成的间隙。

2）剖查踝管内的结构：将屈肌支持带切开，翻开，可发现支持带向深部发出3个纤维隔，将踝管分成4个骨纤维管，由前向后分别容纳胫骨后肌腱，趾长屈肌腱，胫后动脉、静脉，胫神经，拇长屈肌腱。

六、足底的层次解剖

1. 翻开皮肤，清除浅筋膜

（1）由足跟向趾端剥起足底皮肤，足底皮下脂肪厚，并有纤维束，故不易剥离。

（2）在跟部及中央部大胆剥离脂肪，但在内侧及近趾时注意勿损伤深方的血管和神经。

2. 观察深筋膜及其形成的结构 足底深筋膜内侧薄，中间最厚（足底腱膜）。

（1）足底腱膜：后端附着于跟骨结节，前端分为5束附着于1~5趾。从腱膜的两侧缘向深部发出2个肌间隔，在足底形成内、外、中间3个骨筋膜鞘，容纳肌肉、血管、神经。

（2）剖开足底深筋膜：将足底腱膜前端切断向后翻，同时切断内、外侧肌间隔，暴露深层结构。

3. 剖查足底肌及血管神经

（1）第一层结构。

1）拇展肌：在足底腱膜的内侧分离该肌，将它由跟骨的起点剥离，在它深面寻认支配它的足底内侧神经的分支。

2）趾短屈肌：在足底腱膜的深面确认该肌，检查起止作用，然后在跟骨稍前方横断该肌腹，勿伤深面结构，翻起肌腹，在深面有足底内侧神经分支入该肌。

3）小趾展肌：在足底腱膜的外侧分离该肌，查看起止及作用，有足底外侧神经分支入该肌。

（2）第二层结构。

1）足底方肌：在指短屈肌深面确认该肌，起自跟骨，止于趾长屈肌腱。

2）趾长屈肌腱：在足底分成4个扁长的分支腱。穿过相应的指短屈肌腱分叉处，止于第二、三、四、五趾。

3）蚓状肌：4条蚓状肌起自趾长屈肌腱的分支腱上。

4）拇长屈肌腱：在趾长屈肌腱深面与其交叉。

（3）第三层结构：在足底方肌附着处切断趾长屈肌腱，连同蚓状肌一起翻向前，暴露第三层。

1）确认止于拇指的拇短屈肌和拇收肌：拇短屈肌位于内侧，覆盖第一跖骨；拇收肌位于外侧，分2个头，起自第二、三、四跖骨处。

2）观察小趾短屈肌：该肌覆盖第五跖骨，止于小趾。

（4）第四层结构：切断拇收肌并翻开。

1）观察骨间肌：3块骨间跖侧肌是趾收肌，起自第三、四、五跖骨内侧面，内收第三、四、五趾。

4块骨间背侧肌是趾展肌，起自跖骨间隙相对面，外展第二、三、四趾。

2）向远端追踪腓骨长肌腱，直至其附着处第一跖骨底及内侧楔骨。在小腿提拉该肌，确认其足外翻的功能。

3）向远端追踪胫骨后肌腱，确认其在足内侧缘的多个止点。在小腿提拉该肌，确认其足内翻的功能。

4）观察足底动脉弓：确认是由足底外侧动脉在第一跖骨间隙与足背动脉的足底深支吻合而成。

寻找1～2条连接足底动脉弓与足背动脉的穿动脉，确认其穿行于跖骨之间。

七、复习思考题

试述足弓的构成、分类和作用。

第二十四章　头部的解剖（示教）

一、目的与要求

1. 了解头部的境界、分部。

2. 掌握头部的表面解剖。

3. 了解面部的皮肤、浅筋膜和肌肉配布特点。

4. 了解面部血管和神经的行程、分布及特点。

5. 掌握腮腺的形态、分部，腮腺鞘及穿过腮腺的结构，了解腮腺管的体表投影。

6. 了解面侧区的位置、境界和各间隙的交通。

7. 了解额顶枕区的境界、层次，掌握头皮的概念，腱膜下间隙、颅骨外膜的特点及临床意义。

8. 掌握海绵窦的位置、构成及穿行结构和交通。

二、概　　述

（一）境界分部

1.境界　头部以下颌骨下缘、下颌角、乳突尖端、上项线和枕外隆突的连线与颈部分界。

2.分部　头部以眶上缘、颧弓上缘、外耳门上缘和乳突的连线为界分为上方的颅部和前下方的面部。

（二）层次结构

皮肤、浅筋膜、深筋膜、肌肉、血管神经束。

（三）表面解剖

1.眉弓　眶上缘上方。

2.眶上切迹　有时是眶上孔，眶上缘内中1/3交界处，有血管神经通过。

3.眶下孔　眶下缘中点的下方。

4.翼点　额、顶、颞、蝶骨交汇处。

5.颧弓　颧骨的颞突和颞骨的颧突构成，可在体表触及。

6.枕外隆凸　枕骨外面正中的突起。

三、面部的层次解剖

（一）摸认体表标志

面部的体表标志有眉弓、眶下缘、颧弓、髁突及下颌角等骨性标志。

眶上孔、眶下孔和颏孔在同一条直线上。

（二）皮肤切口

沿面部正中线从额部、眉间、鼻尖、上唇、下唇到颏部做一纵行切口。

沿眼裂、口裂和外鼻孔分别做环形切口。

由中线向两侧翻剥皮片到耳根，剥时，应仔细进行，尽量避免损伤神经、血管（图24-1）。

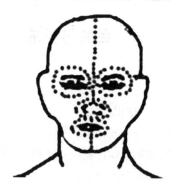

图24-1　面部皮肤切口

（三）浅层解剖

面肌，面动、静脉，颞浅动、静脉，三叉神经皮支（面部感觉）及面神经分支（面肌活动）。

1. 剖查面肌　面肌（表情肌）位于浅筋膜内，多起自面颅，终于皮下。有的肌纤维翻皮时，不易与浅筋膜分开。

依次修洁出眼轮匝肌、额肌、口轮匝肌、颧肌、提上唇肌、笑肌、降下唇肌、颈阔肌。

注意保留穿面肌的浅层血管、神经。

（1）在内眦处摸认睑内侧韧带（拉眼睑向外时紧张），然后修洁眼轮匝肌。

（2）修洁口轮匝肌，注意不要切掉与口轮匝肌交织的其他肌肉。

（3）在前额修洁额肌，刀刃应与肌纤维平行。

（4）在鼻上半部靠眼内眦处找出滑车下神经。

（5）跟踪面静脉到颧大肌深面，修洁提上唇肌、颧小肌和颧大肌。

（6）追踪颈阔肌，可见其后部的纤维向前弯向口角，即为笑肌。在口角下方，辨认并修洁降口角肌和它前面的降下唇肌。

2. 剖查面动、静脉

（1）将笑肌和颈阔肌翻向口角，显露于咬肌前缘附近，绕下颌骨下缘至面部的面动、静脉，注意动脉在静脉前方。

（2）追踪面动、静脉至内眦。

（3）寻认面静脉的属支面深静脉，该静脉向后与面深部的翼静脉丛相连。

3. 剖查三叉神经分支

（1）滑车上神经和眶上神经：翻开眼轮匝肌，寻找从眶上切迹穿出的眶上神经，滑车上神经位于其内侧1cm处。

（2）眶下神经：沿眶下缘分离提上唇肌，从结缔组织中分离出由眶下孔穿出的眶下神经和动、静脉。可追踪至下睑、鼻外侧及上唇。

（3）颊神经：去除咬肌前方的颊脂体，追踪面神经的颊支，到颊肌，寻找穿过该肌颊神经及伴行的颊动脉。

（4）颏神经：沿下颌体下缘，在距正中线2～3cm处做横行切口，深达骨膜，寻找由颏孔穿出的颏血管神经。

（四）深层解剖——腮腺咬肌区

1. 剖查腮腺及相应的血管神经

（1）辨认腮腺：腮腺位于咬肌后缘，颧弓以下；平颧弓下缘1cm处，寻找腮腺管。

（2）剖除腮腺鞘：不要损伤周围的血管、神经。

（3）寻认腮腺周围的血管、神经。

1）于耳屏前方、近腮腺上缘处，剖出颞浅动、静脉及其后方的耳颞神经。

2）在颞浅血管前方寻找越过颧弓上行的面神经颞支及上方的颧支。

3）在腮腺管上下找到面神经的颊支及位于腮腺管上方的面横动、静脉（与颊支伴行）。

4）辨认从腮腺下端穿出的下颌后静脉前支，追踪至与面静脉汇合。

（4）剖查穿经腮腺的血管神经。

1）沿面神经的分支走向切开腮腺浅部，向后追踪面神经干，向前暴露面神经丛。

2）沿颞浅动、静脉向下剖查腮腺实质，显露下颌后静脉和颈外动脉，去除腮腺实质，在下颌颈高度找出颈外动脉的另一终支上颌动脉，该动脉经下颌颈内侧进入颞下窝。

2. 剖查咬肌

（1）清除咬肌筋膜，查看咬肌的纤维方向，起自颧弓下缘，止于下颌支和咬肌粗隆。

（2）沿颧弓上缘切开颞筋膜，注意其下端分为两层，分别附着于颧弓的内外面。

（3）于咬肌起点的前、后缘锯断颧弓，将锯下的骨段连同咬肌牵向外侧，打开咬肌间隙，找到穿出下颌切迹入咬肌深面的咬肌血管、神经。

3. 剖查颞肌和颞下颌关节

（1）修洁颞筋膜，尽量保留颞浅动、静脉和耳颞神经，沿上颞线切开颞筋膜，由前向后翻起，充分暴露颞肌。该肌起自颞窝及颞筋膜深面，纤维向下会聚，移行为腱，经颧弓深面，止于下颌骨冠突。

（2）将刀柄经下颌切迹向前伸入冠突深面，以保护深部的结构，斜行锯断冠突，将冠突连着颞肌向上翻，钝性剥离起自颞窝的颞肌纤维，找出经颞肌深面、紧贴颅骨表面上行的颞深血管及神经。

（3）修洁颞下颌关节。切除关节囊，显示关节盘及上下关节腔。观察其构成。

四、颅部的层次解剖

（一）摸认体表标志

颅部的体表标志有乳突、枕外隆凸、上项线。

观察翼点所在的位置。

（二）皮肤切口

向后延长颅顶正中切口到达枕外隆凸。将皮肤自中线翻向两侧耳根。

（三）解剖额顶枕区、颞区

1. 解剖额区　修洁枕额肌额腹，清除浅筋膜，显露帽状腱膜前缘。

2. 解剖颞区　清理颞浅动静脉、耳颞神经，可见它们的分支上行达颅顶前外侧部。

3. 解剖耳后区　剖查耳后动、静脉和沿胸锁乳突肌后缘上升的枕小神经，向上追踪至颅顶后外侧部。

4. 解剖枕区　在枕外隆凸外侧2～3cm处，可找到穿过斜方肌上端浅出的枕动脉和枕大神经，追踪至颅顶，修洁枕额肌枕腹及与其相连的帽状腱膜。

5. 剖查腱膜下间隙和颅骨外膜　沿下中切口和冠状切口，切开帽状腱膜，把刀柄伸入腱膜与颅骨外膜之间，探查腱膜下间隙。

剥离腱膜，翻开，切开颅骨外膜，将刀柄伸入骨膜下，做钝性分离，探查骨膜下间隙局限于相应的颅骨范围，颅骨外膜与骨缝紧密相连。

去除颅骨外膜，观察冠状缝、人字缝、矢状缝、前囟点、人字点的位置。

五、头部示教标本

1. 在游离局部标本上观察额顶枕区层次。

（1）皮肤。

（2）浅筋膜。

（3）帽状腱膜及额枕肌。

（4）腱膜下疏松结缔组织（腱膜下间隙）。

（5）颅骨外膜。

2. 在游离的局部标本上观察颞区层次。

（1）皮肤。

（2）浅筋膜。

（3）颞筋膜。

（4）颞肌。

（5）颞骨骨膜。

3. 观察颅顶血管、神经的来源和分布特点。

4. 在颅骨标本上观察颅底结构、注意海绵窦位置、穿行结构及交通。

5. 在面部标本上观察面部软组织层次。

（1）皮肤。

（2）浅筋膜。

（3）表情肌。

6. 观察腮腺的形态、位置、分部及穿经结构。

六、复习思考题

1. 试述腮腺炎或腮腺肿瘤时易累及哪些血管和神经。

2. 腮腺深面与哪些结构毗邻？为什么腮腺肿瘤很少波及颈内动脉及末四对脑神经？

3. 试述垂体的位置、毗邻及肿瘤时可能出现的压迫症状。

4. 海绵窦的位置、内容安排及连属关系如何？

5. 如何鉴别颅顶皮下、腱膜下和骨膜下血肿？

6. 颅顶部软组织各层有何特点？